W0083041

Patricia Mercier

Das kleine Buch der Chakras

Einfache Übungen für mehr Lebensenergie, Harmonie und Gesundheit

Aus dem Englischen übersetzt
von Karin Weingart

WILHELM HEYNE VERLAG
MÜNCHEN

Die Originalausgabe erschien 2016 in Großbritannien unter dem Titel *The Little Book of Chakras* bei Gaia Books, einem Imprint von Octopus Publishing Group Ltd, Carmelite House, 50 Victoria Embankment, EC4Y 0DZ, England.

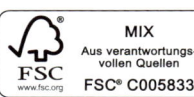

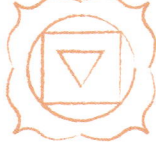

MIX
Aus verantwortungsvollen Quellen
FSC® C005833
www.fsc.org

Verlagsgruppe Random House FSC® N001967

Taschenbucherstausgabe 01/2019

Text copyright © 2017 by Judy Hall
Copyright © dieser Ausgabe 2019 by Wilhelm Heyne Verlag, München, in der Verlagsgruppe Random House GmbH, Neumarkter Straße 28, 81673 München
Alle Rechte sind vorbehalten. Printed in Germany.
Redaktion: Dr. Diane Zilliges
Umschlaggestaltung: Guter Punkt, München, unter Verwendung des Originalcovers
Copyright Design, Layout, Illustrationen © 2017 by Octopus Publishing Group
Designer: Rosamund Saunders
Illustrator: Abigail Read
Satz: Vornehm Mediengestaltung GmbH, München
Druck und Bindung: Těšínská Tiskárna, Český Těšín
ISBN 978-3-453-70364-3

www.heyne.de

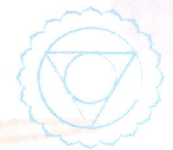

Inhalt

Einführung

Das Wort »Chakra« stammt aus dem Sanskrit und bedeutet »Rad« oder »Scheibe«. Das Wissen darüber stammt aus den Upanischaden (den heiligen Sanskrittexten) aus dem 7. vorchristlichen Jahrhundert und wurde mündlich von Gurus an ihre Schüler weitergegeben. Chakras sind Energiezentren in der Aura, Gebilde aus dem Geistigen und aus Lebensenergie. Beschrieben werden sie als farbige Lotosblüten, die sich vom Damm bis zum Scheitel übereinanderreihen – und dabei die Buntheit des Regenbogens widerspiegeln.

Der Lotos ist die Nationalblume Indiens; er wächst in schlammigen Flussgebieten, schraubt sich durchs Wasser empor, erblüht im Sonnenlicht, sät sich aus und regeneriert sich letztlich ganz ähnlich wie der Mensch. Wir nämlich werden in Unwissenheit über unseren Lebensweg geboren, kämpfen uns durch Emotionen und Niederlagen hindurch, um irgendwann unser Potenzial voll zu entfalten und schließlich wieder ins Unbekannte einzugehen.

In diesem Buch zeige ich Ihnen praktikable Methoden, sich Ihrer Chakras anzunehmen und sie zu stärken – in jeweils nicht mehr als fünf bis zehn Minuten, also passend zu Ihrem möglicherweise hektischen Alltag.

Yoga und Achtsamkeitsübungen sind ebenso wie Selbst-
optimierungs- und Entspannungstechniken aktuell sehr
beliebt, denn wir haben erkannt, dass Geist, Körper und
jene Essenz, die oft »Spirit« genannt wird, eng miteinander verbunden sind. Im vorliegenden Büchlein präsen-
tiere ich Energietechniken und Infos, die diese Ebenen
ganz organisch miteinander verknüpfen.

Ich möchte Sie einladen, Ihr Entwicklungs-
und Achtsamkeitspotenzial auszu-
kundschaften und zu erwei-
tern. Indem Sie Ihrer Chakras
gewahr werden, lernen Sie,
sich ganz zu ent-
spannen und Ihr
Bewusstsein zu er-
weitern. Sie werden
sich gesünder und
wohler fühlen.

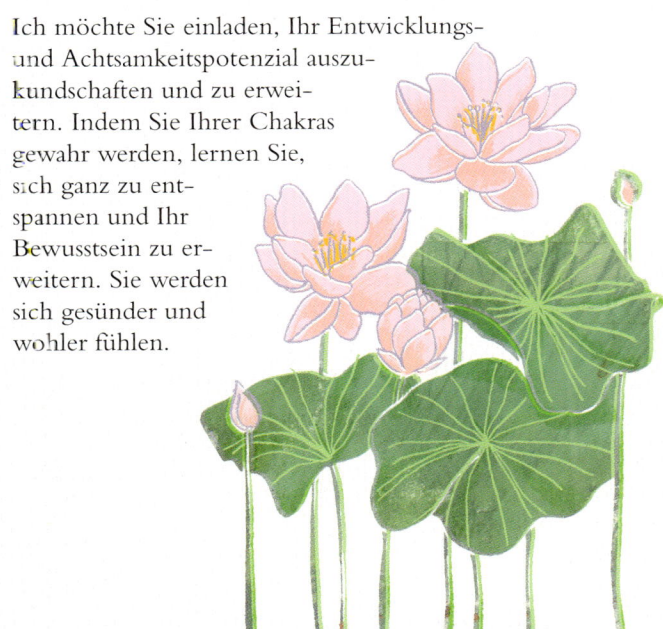

Was sind eigentlich Chakras?

Chakras sind Wirbel oder Strudel feinstofflicher
Energie in der Aura – einem elektromagnetischen
Feld unterschiedlicher Schwingungsfrequenz, das
auch als Lichtkörper bezeichnet wird und sich um
unseren Körper herum aufspannt. Traditionell gibt
es sieben Hauptchakras: Wurzel-, Sakral-, Solarple-
xus-, Herz-, Kehl-, Stirn- und Kronenchakra. Heilige
indische Texte erwähnen daneben noch eine Reihe
von Nebenchakras mit geringerer Bedeutung.

In diesem Buch konzentrieren wir uns auf die sieben
Haupt- sowie die Chakras »höherer Energie«, die
sich derzeit neu entwickeln. Dabei handelt es sich um
den Erdstern, das Nabelchakra sowie das Himmelstrio
Kausalchakra, Seelenstern und Sternentor.

Durch alle Chakras fließen Informationen in uns hinein,
die der Gesundheit dienen, die also insbesondere die
Aktivitäten der endokrinen Drüsen und die wichtigsten
Körperorgane stimulieren oder justieren. Die Drüsen
produzieren Hormone, die sich wiederum auf den ganzen Körper auswirken und im Idealfall für ein harmonisches Gleichgewicht von Körper und Geist sorgen.

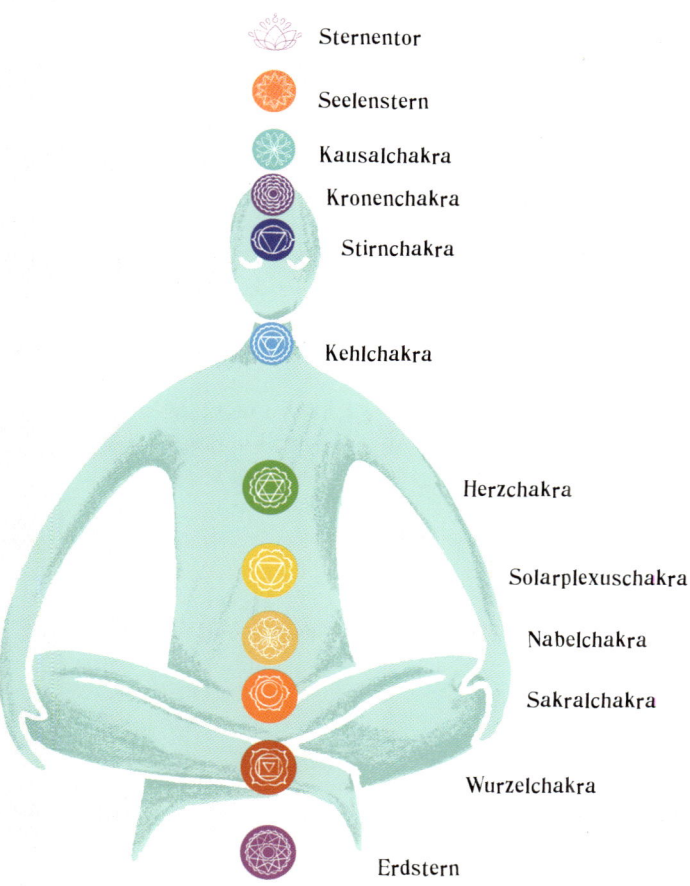

Sternentor

Seelenstern

Kausalchakra

Kronenchakra

Stirnchakra

Kehlchakra

Herzchakra

Solarplexuschakra

Nabelchakra

Sakralchakra

Wurzelchakra

Erdstern

Mystiker und Yogis wissen, dass wir ohne den Fluss der feinstofflichen Chakraenergien nicht überleben könnten, auch wenn ihre wissenschaftliche Erforschung noch aussteht. Sie stellen unsere Verbindung zum »Netz des Lebens« auf der Erde dar und werden von einem großen Energiefeld genährt, das sowohl unsere Aura als auch die Chakras und den physischen Körper kräftigt.

Anhand von traditionellen Praktiken und hochaktuellen Forschungsergebnissen zeige ich Ihnen, dass Sie keine komplizierten Yogaasanas (Positionen) einnehmen oder lange Zeit meditieren müssen. Um Ihr volles Potenzial verwirklichen und es der Welt offenbaren zu können, reicht es völlig, wenn Sie sich Ihrer Chakras auf liebevolle und dabei einfache Art – quasi »energiemedizinisch« – annehmen. Schon das simple Entrümpeln des Geistes und der Wohnung sowie die Einstimmung auf das, was Ihnen die Natur und Ihr Körper mitteilen, können Ihr Prana, die vitale Lebensenergie, stärken. Wenn Sie es energetisch anregen, können nicht nur sanfte Bewegungs- und Entspannungstechniken, sondern auch Steine und ätherische Öle den Ausgleich von Chakras, Geist und Körper unterstützen.

Außerdem können Sie durch ein (chakra-)bewusstes Leben den körperlichen Stress abmildern, den die zunehmende chemische und elektromagnetische Vergiftung unserer Umwelt erzeugt.

1
Wurzelchakra:
Erdung

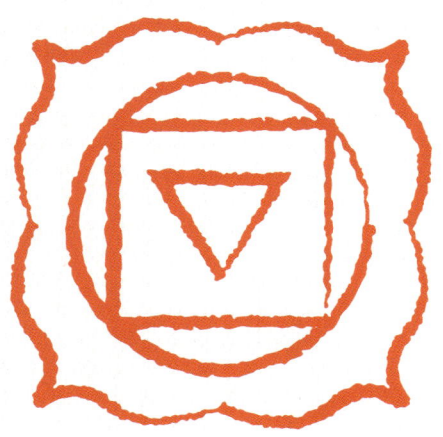

Das Wurzelchakra — Muladhara

Erdend, vertiefend,
Verbindung zur Umwelt

- **Traditionelle Bedeutung:** Wurzel der Kundalini; die vier Lotosblütenblätter stehen für Formen der glückseligen Freude.

- **Farbe**: schwingt in der Frequenz des roten Lichts.

- **Yantras (Symbole)**: vierblättriger Lotos, ein gelbes Quadrat (Erde), ein abwärts zeigendes rotes Dreieck (weibliche Energie), Lingam (phallische männliche Energie), Elefant mit sieben Rüsseln (Stärke, die sieben Chakras und Grundelemente des Körpers).

- **Ätherische Öle**: Patschuli oder Myrrhe zum Ausgleich; Zedernholz zur Reinigung.

- **Element**: Erde.

- **Physischer Wirkungsbereich**: Sexualität.

- **Psychische Wirkung**: stabilisierend.

- **Förderliche Yogaasanas**: Virabhadrasana 1 (Krieger 1), Trikonasana (Dreieck)

Da das in der Aura nahe dem Damm angesiedelte Wurzelchakra gerade in den ersten sieben Lebensjahren sehr aktiv ist, »verwurzelt« es uns buchstäblich auf der Erde. Es übermittelt dem Körper all die feinstofflichen Energien und kosmischen Kodierungen, die er für sein Wachstum braucht. Jenseits der Pubertät stimuliert es die Geschlechtsdrüsen und versorgt die Fortpflanzungsorgane mit Energie. Das Wurzelchakra steht in enger Verbindung mit dem Erdstern.

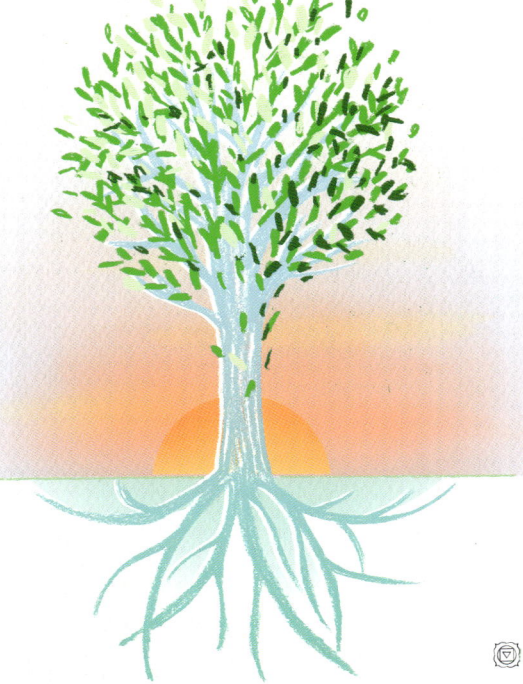

Ausgleich des Wurzelchakras

Fühlen Sie sich nicht wohl? Ein unausgeglichenes Wurzelchakra weist darauf hin, dass die Grundbedürfnisse des Körpers nicht erfüllt sind. Ein Indikator dafür: Wirbelsäule, Beine, Hoden und die Erneuerung der Blutzellen sind in Mitleidenschaft gezogen. Dies kann sich – Stichwort: Couchpotato – negativ auf den Stoffwechsel auswirken und zu Gewichtszunahme führen. Die hier relevanten Lebensfragen betreffen Sexualität, Lust, Obsessionen und übertriebenen Materialismus.

Überschüssige Energie (zu schnelles Drehen des Chakras) kann zu Aggressionen, Sexualneurosen und Egoismus führen.

Ein Energiemangel (zu langsames Drehen des Chakras) weist auf mangelndes Vertrauen, geringe Willenskraft, sexuelle Unlust und ungenügende Erdung hin.

Möglichkeiten zum Ausgleich dieses Chakras gibt es viele; die fünf- bis zehnminütigen Übungen und die Inspirationen auf den folgenden Seiten helfen Ihnen, Vertrauen zu anderen zu gewinnen und bringen Sie in Kontakt mit freudvollen Emotionen.

Die **Harmonisierung** dieses Chakras – also der Ausgleich, die Erdung überschüssiger oder die Stärkung zu geringer Energie durch einen inneren Vorsatz und eine Visualisierung oder körperliche Aktivitäten – unterstützt Sie in Ihrer Ganzheit, macht Sie stark und widerstandsfähig.

Affirmation: »Ich strebe nach Gleichgewicht und Harmonie.«

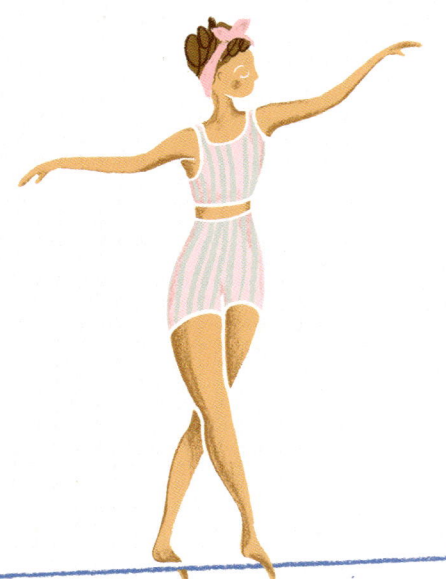

Aktivität: Entspannen und Regenerieren (10 Minuten)

Diese tiefenentspannende Technik lädt alle Chakras auf und entstresst sowohl den Geist als auch den Körper. Wenn Sie mögen, können Sie die Übung täglich machen. Überzeugen Sie sich vorab davon, dass Sie nicht gestört werden können und dass alle elektronischen Geräte abgestellt sind.

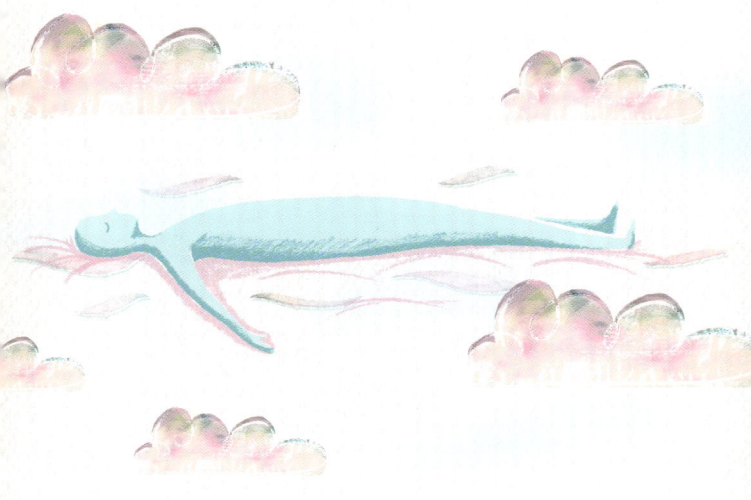

Wurzelchakra: Erdung

- Legen Sie sich an einem warmen, bequemen Ort in der Ruhehaltung (Shavasana) auf den Rücken, möglichst ohne einzuschlafen.

- Schließen Sie die Augen und atmen Sie dreimal tief durch; beim Ausatmen lassen Sie alle Spannung los.

- Dann atmen Sie normal weiter und brechen zur Reise durch Ihren Körper auf. Beginnend mit dem Fuß arbeiten Sie sich das rechte Bein bis zur Hüfte hoch und entspannen jeden Teil, Muskel für Muskel.

- Wiederholen Sie den Prozess mit links.

- Entspannen Sie Ihre Pobacken, die Sexualorgane, das Becken und den unteren Rücken.

- Spüren Sie eine Welle der Entspannung Ihre Körpervorderseite erfassen, während Ihr Rückgrat beim Herabsinken »weich« wird.

- Entspannen Sie dann den Hals und spüren Sie, wie Ihre Arme und Hände schlaff und schwer werden.

- Zuletzt entspannen Sie Kiefer- und Gesichtsmuskulatur und lassen auch in Ihrem Kopf Ruhe einkehren.

- Sobald Sie aufhören möchten (womöglich auch erst nach 20 bis 30 Minuten), bewegen Sie sanft einen Körperteil nach dem anderen und setzen sich langsam auf.

Aktivität: Die Chakras erden
(5 Minuten)

Diese kleine Visualisierung hilft Ihnen, zu entspannen und die feinstofflichen Energien zu spüren.

- Stellen Sie sich bequem hin oder nehmen Sie auf einem Stuhl Platz. Schließen Sie die Augen.

- Vertiefen Sie sukzessive Ihre Atmung. Atmen Sie Ruhe ein und Stress aus. Sobald Sie ganz zur Ruhe gekommen sind, führen Sie die Übung normal atmend weiter.

- **Stellen Sie sich vor**: »Ich bin das Bindeglied zwischen Erde und Himmel. Das Wesen meines Bewusstseins lässt aus meinen Fußsohlen Wurzeln wachsen, so tief in die Erde hinein, dass ich meine Verbundenheit mit der Natur spüre.

  In dem Moment, in dem meine Wurzeln im Mittelpunkt der Erde auf einen Kristall stoßen, schießt aus ihm eine Lichtsalve direkt in meinen Körper.

  Ich spüre, wie dieses Licht durch meinen Körper pulsiert, durch die Chakras und meine Aura. Ich lasse mich von ihm erden, wärmen, entspannen, wiederaufladen und heilen.«

- Öffnen Sie langsam die Augen.

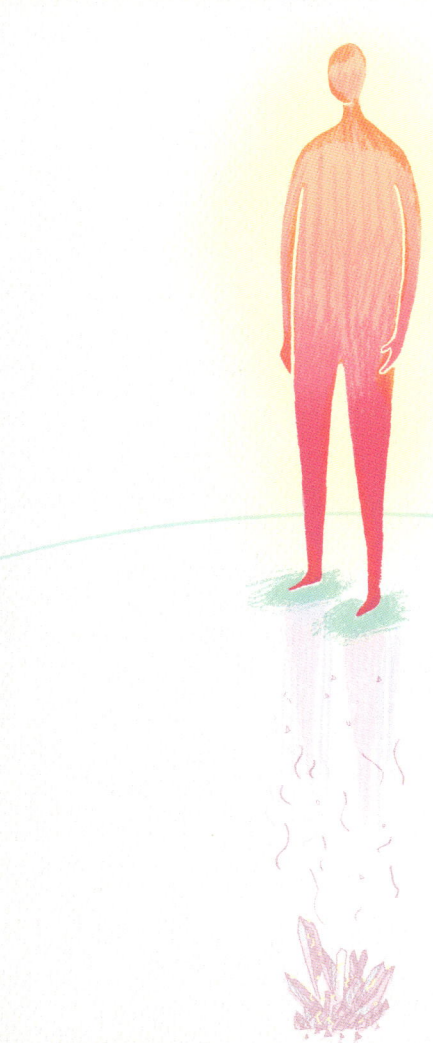

Aktivität: Farbatmung (10 Minuten)

Ob energetisierende, bewegte Meditation oder
Tiefenentspannung für alle Chakras: Sie entscheiden.
Zunächst die aktive Variante.

- Sie stehen mit offenen Augen im Freien oder vor
  einem geöffneten Fenster und atmen nach und nach
  alle Farben ein. **Widmen Sie jedem Chakra drei
  Atemzüge:**

- Berühren Sie zu Ehren der lebensspendenden Erde
  den Boden mit Ihren Fingerspitzen. Atmen Sie rotes
  Licht ein und spüren Sie, wie es Ihre Beine und das
  Wurzelchakra energetisiert.

- Beim Wiederaufrichten ziehen Sie mit den Händen
  Energie an Ihrem Körper empor und legen sie flach
  auf Ihren Unterbauch, während Sie oranges Licht
  einatmen und Ihr Sakralchakra aufladen.

- Atmen Sie gelbes Licht in Ihr Solarplexuschakra.

- Während Sie in weiten Kreisen Ihre Arme bewegen,
  atmen Sie das lebensspendende grüne Licht der
  Natur in Ihr Herzchakra.

- Fokussiert auf Ihr Kehlchakra, legen Sie die Hände
  auf den Hals und atmen das blaue oder türkise Licht
  des Himmels ein.

- Fokussiert auf das Stirnchakra bilden Sie dort mit den Händen ein Dreieck; die Handflächen weisen nach außen, die Spitzen der Daumen und Zeigefinger berühren sich. Sie atmen dunkelblaues Licht ein.

- Legen Sie das Dreieck aus den Händen auf Ihrem Kopf und atmen Sie violettes Licht in Ihr Kronenchakra.

- Recken Sie Ihre Arme gerade in die Höhe und versorgen Sie Ihre höheren Chakras mit klarweißem Lichtatem. Während Sie Ihre Hände an der Körpervorderseite abwärts führen, nehmen Sie **pro Chakra nur noch einen Atemzug.** Dann berühren Sie den Boden mit den Fingerspitzen und spüren Ihre Ausgeglichenheit.

- **Sie wollen lieber entspannen**: Dann bedienen Sie sich derselben Lichtatmung im Liegen und ohne die Bewegungen.

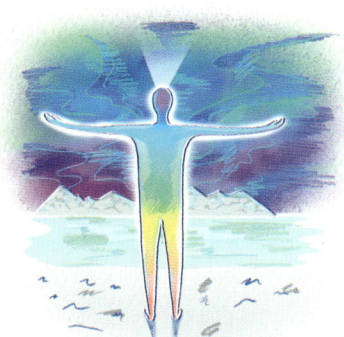

Aktivität: Reflexzonenmassage (5 Minuten)

Die Reflexzonenmassage ist eine komplementäre Therapie, bei der auf bestimmte Hand- oder Fußpunkte Druck ausgeübt wird.

- Der rote Punkt auf den Zeichnungen zeigt das Wurzelchakra an. Beginnen Sie mit der rechten Hand oder dem rechten Fuß und machen Sie dann auf der anderen Seite weiter.

- Üben Sie Druck auf den Punkt aus und beschreiben Sie mit dem Daumen im Uhrzeigersinn kleine massierende Kreise. Sollte sich der Punkt unangenehm bemerkbar machen, verstärken Sie vorsichtig den Druck.

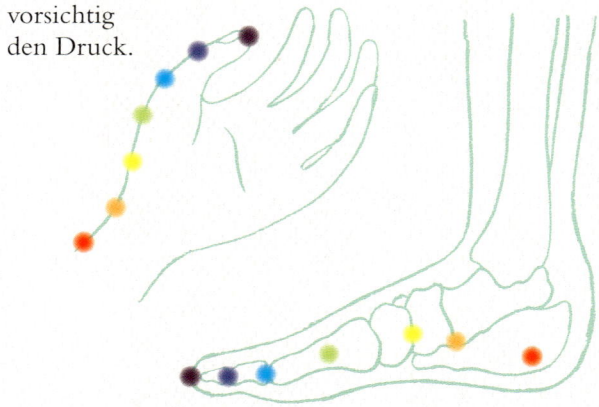

2
Sakralchakra:
Lust

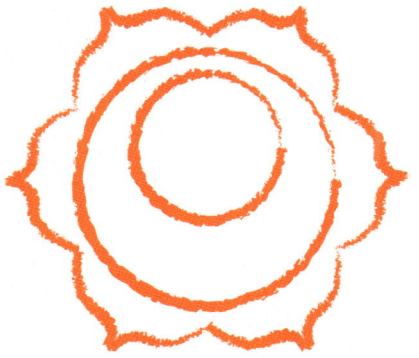

Das Sakralchakra – Svadisthana

Emotionen, Lust,
Beziehungen, Kreativität

- **Traditionelle Bedeutung**: »die eigene Wohnung«, die sechs Lotosblütenblätter stehen für Kreativität, sexuelle Energien und Freude.

- **Farbe**: schwingt in der Frequenz des orangen Lichts.

- **Yantras**: sechsblättriger Lotos, Mondsichel (Regeneration durch weibliche Energie) und Makara – ein mythisches Reitkrokodil mit einem Fischschwanz (Sinnlichkeit).

- **Ätherische Öle**: Sandelholz oder Ylang Ylang zum Ausgleich, Fenchel zur Reinigung.

- **Element**: Wasser.

- **Physische Wirkung**: sexuell ausgleichend.

- **Psychische Wirkung**: harmonisiert Emotionen, Freude und Beziehungen.

- **Förderliches Yogaasana**: Parivrtta trikonasana (gedrehtes Dreieck).

In der Aura unterhalb des Nabels lokalisiert, trägt das Sakralchakra zu unserem Wohlbefinden bei, indem es den Körper ständig mit den Schwingungen feinstofflicher Energien versorgt. Als Teil des den Planeten umgebenden elektromagnetischen Feldes werden diese heutzutage von starkem Elektrosmog bedroht, wie er etwa von Handys, Mikrowellengeräten und Röntgenprozeduren ausgeht.

Das Sakralchakra ist mit dem Fluss der Körperflüssigkeiten verbunden. Es stimuliert die Nebennieren, die durch den »Kampf oder Flucht«-Reflex, der zusätzliche Hormone freisetzt, an der Stressreaktion beteiligt sind. In einer wirklich gefährlichen Situation kann das unser Leben retten; wird dieser Reflex jedoch ständig von Kleinigkeiten ausgelöst, drohen körperliche Störungen. Das Sakralchakra ist von entscheidender Bedeutung für unser Stresslevel und letztlich unser psychisches und physisches Wohlbefinden.

Die beiden ersten traditionellen Chakras dienen dem »Recycling«: Wurzel- und Sakralchakra verwandeln negative emotionale Energien in Stärke und Licht. Indem sie etwaigen »toxischen Müll«, mit dem unser Körper nicht klarkommt, der Erde zurückgeben, halten sie unsere Aura sauber.

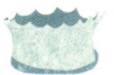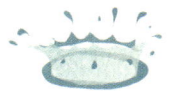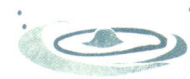

Ausgleich des Sakralchakras

Im Sakralchakra kann ein energetisches Ungleichgewicht zu Blasen- und Nierenproblemen, Kreislaufstörungen, Darmbeschwerden, flacher Atmung, Migräne und Fehlfunktionen des Fortpflanzungsapparates führen. Ein zu geringes Energieniveau kann Turbulenzen im zentralen Nervensystem auslösen, das normalerweise vom Zufluss zuträglicher Energien in diesem Chakra gesteuert wird. So kann es zu körperlichen Störungen kommen.

Gerade Frauen sollten das Sakralchakra dringend ausgleichen. Denn jahrhundertelang sorgte die Unterdrückung des weiblichen Geschlechts für Fehlfunktionen in diesem und anderen Chakras. Regelmäßige Chakraarbeit kann diese Form »vererbter« oder karmischer Blockaden beheben. (Mehr über Karma, das Prinzip von Ursache und Wirkung unter »Das Kausalchakra«.)

Zu den Symbolen des Sakralchakras gehört der Mond, der mit dem Fluss alles Nassen in der Natur assoziiert wird, auch der Körperflüssigkeiten. Kann Wasser frei fließen, wird es mit Energie versorgt. So ist Weinen ein ganz natürlicher Weg des Spannungsabbaus – Tränen der Freude haben sogar eine andere chemische Zusammensetzung als solche der Traurigkeit. Lachen nährt dieses Chakra der Lust und bringt Freude in unser Leben.

Überschüssige Energie kann hier zu extremer Emotionalität, zu Aggressivität, manipulativem oder auch allzu nachgiebigem Verhalten und zu Sexbesessenheit führen.

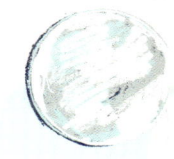

Ein Energiemangel geht oft mit Überempfindlichkeit, Ressentiments, Misstrauen und Schuldgefühlen einher.

Möglichkeiten, dieses Chakra **auszugleichen**, anderen zu vertrauen und mit freudvollen Emotionen in Kontakt zu kommen, gibt es viele.

Affirmation: »Jeder Herausforderung, vor die mich das Leben stellt, begegne ich mit freudvollem Handeln.«

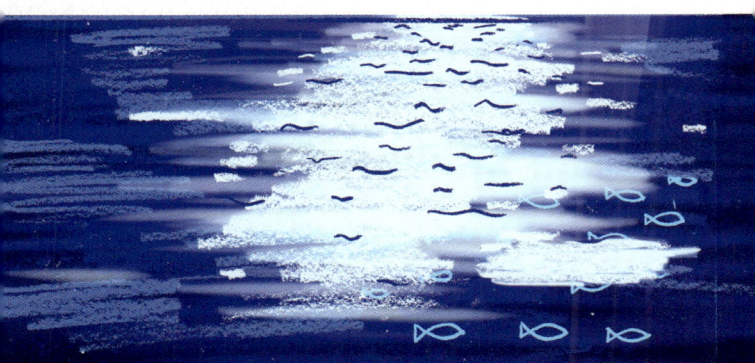

Lehren von der Kundalini

**Geht es bei der Kundalini um Sex: Ja oder nein?
Antwort: Ja und nein.**

Traditionell besteht das Ziel des Chakraausgleichs darin,
die Kundalini zu wecken, die als Schlange oder Hindu-
göttin Shakti beschrieben wird, die am Wurzelchakra
schlummert. Um sich mit dem Hindugott Shiva zu
vereinen, steigt Shakti voller Ekstase die Chakras empor.
Hat sie schließlich das Kronenchakra erreicht, stellt sich
Erleuchtung ein.

Die Kundalini wird auch als große kosmische Kraft
beschrieben, die das Universum hervorbringt und
aufrechterhält. Diese Kraft zu erregen, sie zu steigern
und im ganzen Körper zu verbreiten erhöht das Wohlbefinden. Viele großen Yogis beschreiben das spontane
Erwachen der Kundalini. Und bestimmte Yogaformen –
Shakti-, Kundalini- und tantrisches Yoga etwa – zielen
eigens darauf ab, diese Kraft zu aktivieren. Von zentraler
Bedeutung dafür: richtige Intention, korrektes Atmen,
die Yogaasanas und regelmäßiges Meditieren.

Grundsätzlich kann man sagen: Während uns die Kundalini im Wurzelchakra mit der Natur verbindet und
das Sexleben fördert, verstärkt sie im Sakralchakra das
Verständnis für andere. Im Solarplexuschakra unter-

stützt sie die Verarbeitung aufgenommener Nährstoffe; im Herzchakra lässt sie uns intensiv die Liebe spüren; im Kehlchakra verbessert die Energie der Kundalini unseren Selbstausdruck; im Stirnchakra verfeinert sie das innere Wahrnehmungsvermögen, und im Kronenchakra schließlich eröffnet sie uns andere Bewusstseinszustände.

Die Glückseligkeit, die die Bewegung der Kundalini letztlich erzeugt, kann, wie bei einem Orgasmus, in einem kurzen Moment erlebt werden oder auch eine ekstatische, das ganze Leben verändernde spirituelle Erfahrung sein.

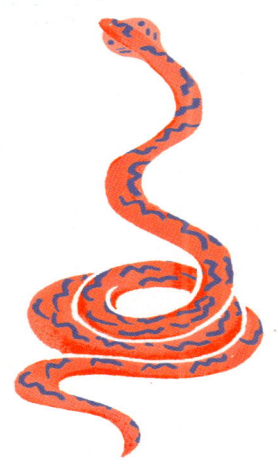

Aktivität: Entspannende Bauchatmung (5 Minuten)

Mit den folgenden Techniken können Sie Ihr Sakralchakra lieben lernen.

• Knien Sie, setzen Sie sich mit gekreuzten Beinen (Sukhasana) hin oder nehmen Sie auf einem Stuhl mit gerader Lehne Platz.

• Legen Sie die Hände auf den Bauch. Atmen Sie zunächst langsam bis zehn zählend ein und aus. Dreimal wiederholen. Spüren Sie, wie sich Ihr Bauch hebt und senkt.

• Drücken Sie dann bei jedem Einatmen die Luft so tief wie möglich in die Lunge – auch dabei hebt sich der Bauch. Visualisieren Sie beim Einatmen oranges Licht, das in Ihren Körper eindringt. Bei der Farbatmung kann es hilfreich sein, sich das hereinkommende Licht als Blume vorzustellen – in diesem Fall als eine orange Ringelblume.

• So fahren Sie bis zu fünf Minuten lang fort und versuchen Sie dabei, Ihr Sakralchakra zu spüren. Vielleicht nehmen Sie Hitze oder stärkere Schwingungen wahr.

Aktivität: Die Chakras spüren (10 Minuten)

Wie drehen sich Ihre Chakras? Womöglich wissen Sie intuitiv, ob sie zu schnell, zu langsam oder ausgeglichen sind. Oder aber Sie wenden die Methode »Scannen« an.

Beim Scannen fährt man mit der Handfläche über die Vorderseite des (eigenen) Körpers oder zieht (bei einem anderen) den Verlauf der Wirbelsäule nach – innerhalb der Aura, aber ohne die Körperoberfläche direkt zu berühren. Über jedem Chakra halten Sie inne, um es zu »scannen«, also zu erspüren. Womöglich nehmen Sie Wärme, Schwingungen wahr oder auch eine andere Empfindung. Diese Technik beruht auf Intuition, das Erspürte wird also anhand innerer Wahrnehmungen und Bilder oder Ideen interpretiert.

Alternativ können Sie Ihre Chakras auch auspendeln.

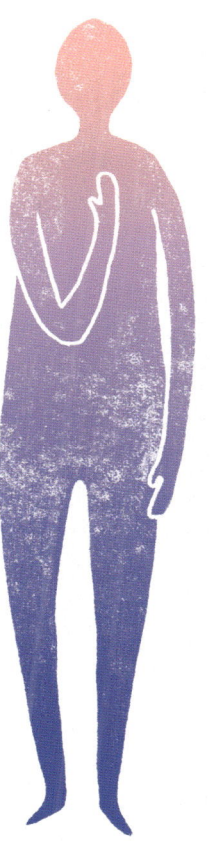

Chakraheilung geben (10 Minuten)

Diese Technik lässt sich bei anderen Menschen
anwenden und ebenso bei Haustieren.

- Waschen Sie sich die Hände. Stellen Sie alle
  elektronischen Geräte inklusive Handy aus und
  nehmen Sie sich etwas Zeit, damit Sie beide zur
  Ruhe kommen. Ihr menschlicher oder tierischer
  »Patient« darf sitzen oder liegen.

- Halten Sie Ihre Hände eine Weile wie im Gebet,
  bevor Sie sie aneinanderreiben – wodurch die
  Frequenzen erhöht werden.

- Fragen Sie Ihr Gegenüber, ob Sie Ihre Hände auf
  den Körper auflegen dürfen oder lieber nur an
  der Aura arbeiten sollen. Prüfen Sie innerlich und
  intuitiv, welches Chakra Ausgleich oder Heilung
  benötigt.

- Respektvoll legen Sie Ihre Hände nun auf oder
  über das betreffende Chakra und bestrahlen es zehn
  Minuten lang mit Ihrer bedingungslosen Liebe.

- Waschen Sie sich am Ende wieder die Hände.

3
Solarplexuschakra: Feuer

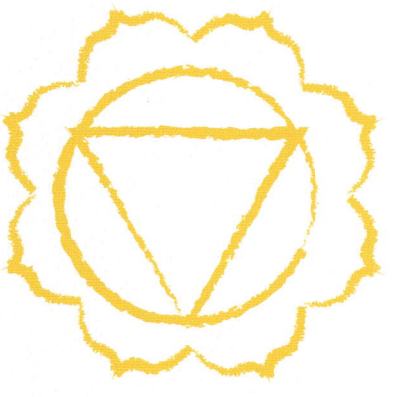

Das Solarplexuschakra – Manipura

Stoffwechselfeuer, Ego, Lebensfreude

- **Traditionelle Bedeutung**: »See von Edelsteinen«; die Wörter auf den zehn Blütenblättern dieses Lotos bezeichnen negative Wesenszüge, die vom Feuer vernichtet werden.

- **Farbe**: schwingt in den Frequenzen des gelben und goldenen Lichts.

- **Yantras**: zehnblättriger Lotos, rotes, abwärts weisendes Dreieck (Brahma/Vishnu/Shiva) mit T-förmigen Symbolen (Bewegung) und einem Widder (Stärke und Willenskraft).

- **Ätherische Öle**: Pfefferminze oder Muskatellersalbei zum Ausgleich, Wacholder zur Reinigung.

- **Element**: Feuer.

- **Physischer Wirkungsbereich**: für den ganzen Körper bedeutendes Nervengeflecht.

- **Psychische Wirkung**: Stärkung oder Schwächung des Egos, bei einem Festhalten an Angst und Furcht.

- **Förderliche Yogaasanas**: Ustrasana (Kamel) und Uttana Mayurasana (Brücke).

Das Solarplexuschakra liegt in der Aura unterhalb des Brustbeins. Auch sein Sanskritname – »See von Edelsteinen« – deutet darauf hin, dass wir durch diesen Schatz mit dem Sonnenbewusstsein verbunden sind.

Dieses hitzige Chakra stärkt das Wohlbefinden, indem es uns ständig mit vom Sonnenlicht kodierten Energien versorgt. Diese aktivieren das große Geflecht von Nerven, die vom physischen Solarplexus (in der Magengrube) ausgehen, und verbinden es mit unseren Stoffwechsel- und Verdauungsprozessen. Die von diesem Chakra stimulierten Langerhans-Inseln sind eine das Hormon Insulin bildende Zellgruppe in der Bauchspeicheldrüse. So könnte man also sagen, dass das Solarplexuschakra die Süße des Lebens ausbalanciert.

Häufig gehen Muskelsteife, Magen-, Verdauungs- und Leberprobleme, Schmerzen im unteren Rückenbereich, Diabetes, Unterzuckerung und Fiebererkrankungen auf ein Ungleichgewicht im Solarplexuschakra zurück. Hilfreich kann es auch für die Überwindung stressbedingter Nervenanspannungen sein. Ebenso zur Wiederherstellung von Lebensfreude und allgemeiner körperlicher Vitalität leistet es einen wichtigen Beitrag.

Ausgleich des Solarplexuschakras

Die Sonne symbolisiert die höchste kosmische Kraft und auch das Potenzial, das in uns allen steckt. Als feuriges Zentrum, Dreh- und Angelpunkt der Verdauung ist das Solarplexuschakra in der Traditionellen Chinesischen Medizin mit dem »Dreifachen Erwärmer« verbunden – wegen der bei der Nahrungsverarbeitung entstehenden Hitze. Einer der ersten Hinweise auf ein Ungleichgewicht im Solarplexuschakra ist das schlechte Verdauen von Speisen – oder auch Ideen. Das liegt meistens daran, dass dieses Chakra auf Angst reagiert. Die großen Fragen des Lebens, die es berührt, können einen emotionalen Aufruhr oder zu starken Materialismus auslösen, woraus sich gesundheitliche Gefahren ergeben können.

Mithilfe dieses Chakras sind wir imstande, die Gedanken und Emotionen anderer Menschen aufzunehmen. Bewusst oder unbewusst können diese ihm aber auch Energie entziehen, und das macht uns verwundbar. Es muss nicht böswillig passieren, aber vor allem medial Veranlagte und Heiler sollten die Energien ihres Solarplexuschakras unbedingt schützen.

Überschüssige Energie kann hier zu Vorurteilen führen und Menschen zu Workaholics, Perfektionisten und Neidhammeln machen.

Ein Energiemangel äußert sich in Depressionen, Unsicherheit, Angst vor dem Alleinsein und schlechter Verdauung.

Die vielen Möglichkeiten, die es zum **Ausgleich** dieses Chakras gibt, beruhen letztlich alle darauf, Stress zu reduzieren. Auch wenn es manchmal schwierig ist: Versuchen Sie, fröhlich, kontaktfreudig, entspannt und unbefangen zu sein. Wer ausgeglichen ist, legt emotionale Wärme an den Tag, isst gern gut und hat Spaß an körperlichen Aktivitäten.

Affirmation: »Ich ehre die Sonne als Quelle allen Lebens auf der Erde.«

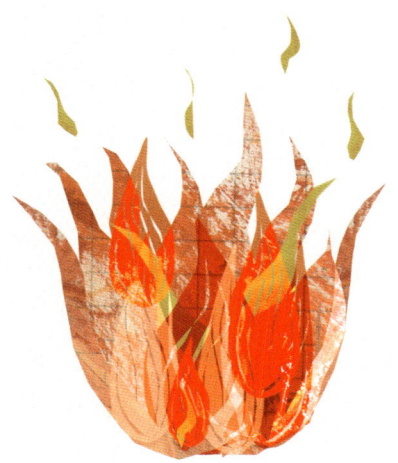

Stress, lass nach

Die als »Stress« bekannte Geisteshaltung trägt ihren Teil zu schweren Erkrankungen bei; Menschen jedoch, die regelmäßig Yoga praktizieren und meditieren, haben ein niedrigeres Stresslevel und sind gesünder, sogar auf Zellebene.

Gönnen Sie sich täglich ein wenig Zeit für sich, um die folgenden Vorschläge auszuprobieren. Denn Entspannen, bevor der Stress krank machen kann, ist von größter Bedeutung.

- Gleichen Sie mit einer Atem- oder Entspannungstechnik alle Chakras aus.

- Besinnen Sie sich auf das für Ihr Leben wirklich Wichtige, damit Sie wegen Kleinigkeiten nicht überreagieren.

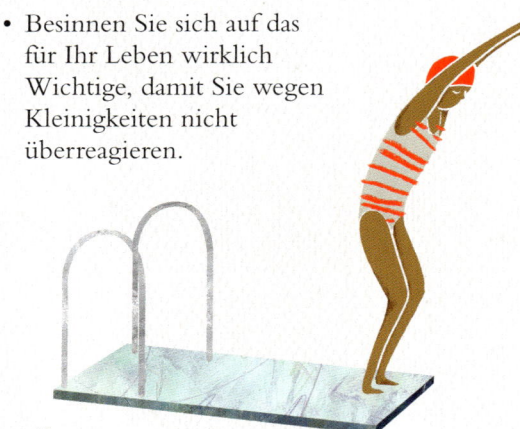

- Kümmern Sie sich um sich und nehmen Sie sich genügend Zeit, um Dinge zu tun, die Ihnen Freude machen.

- Versuchen Sie es mit Bewegungsformen wie Yoga, Tai Chi oder Qi Gong, die den Energiefluss harmonisieren. Der besseren Wirkung wegen wird Tai Chi traditionell im Freien praktiziert.

- Testen Sie neue Sportarten; viele sind sehr entspannend.

- Mit das Beste, was Sie tun können, ist, sich oft in der Natur aufzuhalten und sich tief auf sie einzustimmen.

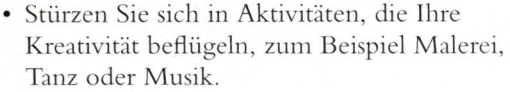

  - Haben Sie Freude an gesunden Beziehungen und gutem Sex.

  - Erkunden Sie den entspannenden Effekt von Steinen und auch von ätherischen Ölen – sei es in der Duftlampe oder zum Massieren.

- Stürzen Sie sich in Aktivitäten, die Ihre Kreativität beflügeln, zum Beispiel Malerei, Tanz oder Musik.

Aktivität: Sonnengruß – Surya Namaskar ((10 Minuten)

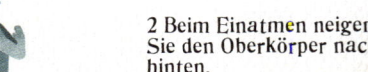

Von dieser Bewegungsabfolge aus Yogaasanas profitieren alle Chakras. Führen Sie sie für beide Körperseiten durch und bemühen Sie sich um fließende Übergänge zwischen den Stellungen.

2 Beim Einatmen neiger Sie den Oberkörper nac. hinten.

1 Nehmen Sie die Bergstellung ein (Hände in Gebetshaltung); während Sie ruhig atmen. Spüren Sie, wie Ihr Körper von belebender Sonnen- und Lebensenergie erfüllt wird.

10 Beim Ausatmen führen Sie die Füße zusammen, dann richten Sie sich langsam auf und bereiten sich auf den nächsten Durchgang vor.

9 Beim Einatmen bringen Sie den rechten Fuß nach vorn zwischen die Hände.

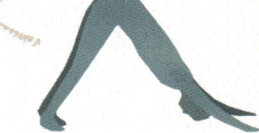

8 Beim Ausatmen bildet Ihr Körper ein umgedrehtes V.

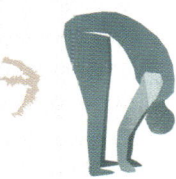

3 Beim Ausatmen beugen Sie sich nach vorn.

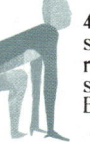

4 Beim Einatmen strecken Sie das rechte Bein hinter sich aus, Knie am Boden.

5 Beim Ausatmen linkes Bein zurück, gestreckte Körperhaltung, Atempause.

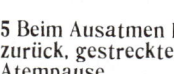

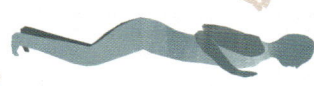

6 Noch während der Atempause gehen Sie mit Knien, Brustkorb und Kinn auf den Boden.

7 Beim Einatmen nehmen Sie die Kobrastellung ein.

Aktivität: Stressknacker
(10 Minuten)

Sollte Ihr Solarplexus einmal verspannt sein und sich wie verknotet anfühlen, empfehlen sich die folgenden Bewegungen.

- Setzen Sie Stress im Solarplexus frei, indem Sie diesen Teil des Körpers ein, zwei Minuten lang im Uhrzeigersinn massieren.

- Stehen Sie dann auf; holen Sie sehr tief Luft und geben Sie diese kraftvoll und mit einem lauten Seufzer durch den Mund wieder ab. Lassen Sie bei drei, vier Atemzügen dieser Art allen Stress los. Danach stehen Sie ruhig da.

- Atmen Sie normal weiter. Schenken Sie sich selbst ein Lächeln und schlucken Sie es runter. Ja, richtig gelesen. Mit ein bisschen Spucke. Genießen Sie das Gefühl. Ein Lächeln im Körper lädt ihn neu auf, und dann können Sie den Rest des Tages gleich viel entspannter angehen. Die Übung des verschluckten Lächelns hat ihren Ursprung in der taoistischen Meditationspraxis, im Qi Gong und den inneren Kampfkünsten.

4
Herzchakra:
sanfte Liebe

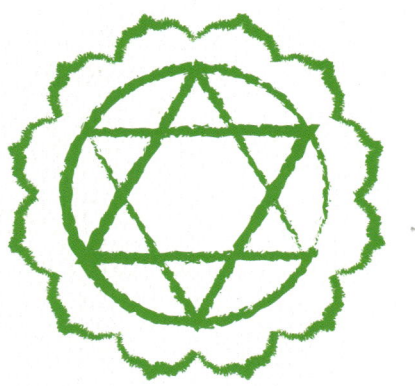

Das Herzchakra — Anahata

Wohlbefinden, sanfte Liebe und Beziehungen ohne Wenn und Aber

- **Traditionelle Bedeutung**: Urklang ohne Anfang und Ende; die Worte auf den zwölf Lotosblütenblättern stehen für negative Wesenszüge, die von der Liebe aufgelöst werden.

- **Farbe**: schwingt in der Frequenz weichen, klaren grünen Lichts.

- **Yantra**: zwei Dreiecke, die einen Stern bilden, der für Gleichgewicht und Harmonie steht.

- **Ätherische Öle**: Neroli oder Rose zum Ausgleich; Thymian zur Reinigung.

- **Element**: Luft.

- **Physische Wirkung**: integriert einander ergänzende Kräfte.

- **Psychische Wirkung**: integriert höhere und niedere Natur.

- **Förderliche Yogaasanas**: Bhujangasana (Kobra), Janu sirsana (»Kopf zum Knie«).

Das im Herzen der Aura befindliche Herzchakra trägt zu unserer Gesundheit bei, indem es unseren physischen Körper mit dem subtilen Prana der Vegetation unseres Planeten versorgt. Kommt dieses Chakra zur vollen Blüte, verändern sich seine Frequenzen und schwingen im rosaroten Licht der bedingungslosen Liebe.

Das Herzchakra wird mit der vor allem in der Kindheit aktiven Thymusdrüse assoziiert.

Einschlägige körperliche Probleme sind unter anderem Bluthochdruck, Herz- und Lungenkrankheiten sowie Asthma. Inzwischen ist der Zusammenhang von Stress und gesundheitlichen Krisen allgemein bekannt. Aus Liebes- oder Sexproblemen resultierender Stress schlägt sich mitunter im Herzchakra nieder, wenn er nicht bereits in den unteren Energiezentren aufgelöst wurde. Dann können die damit zusammenhängenden Gefühle so viel Druck auf das physische Herz ausüben, dass die Liebesfähigkeit allmählich verkümmert. Mehr Konzentration auf das Chakra der sanften Liebe hilft, solchen Stress zu vertreiben.

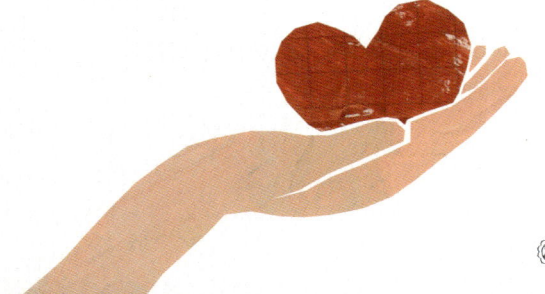

Ausgleich des Herzchakras

Spüren Sie, dass dieses Chakra im Ungleichgewicht ist? Vielleicht finden Sie enge Beziehungen schwierig, haben zu wenig Energie oder Ihr Herz schlägt zu schnell (in letzterem Fall unbedingt den Arzt aufsuchen!)?

Überschüssige Chakraenergie kann hier fordernd, überkritisch, besitzergreifend, launisch oder depressiv machen, das bedingungslose Lieben wird unmöglich.

Ein Energiemangel führt zu Entscheidungsschwäche, übermäßiger Anhänglichkeit, Angst vor Zurückweisung und dem ständigen Bedürfnis nach Bestätigung. Ein wichtiges Problem: emotionale Verwirrung, besonders in Beziehungen.

Vieles kann für **Ausgleich** sorgen: Großzügigkeit, Mitgefühl, Kontaktfreude, Freundlichkeit und Offenheit für bedingungsloses Lieben. Spirituellen Meistern zufolge besteht der erste Schritt zu einem höheren Bewusstsein in der Eigenliebe. Denn solange wir uns nicht selbst lieben und respektieren, können wir diese Gefühle auch anderen nicht entgegenbringen.

Das Element Luft setzt alles Übermäßige frei, das in den unteren Chakras nicht bearbeitet wurde und im Herzchakra festsitzt. So sorgt eine tiefe Atmung für ein Mehr an Prana, und die aktiviert den Blutkreislauf im ganzen Körper. Indem tiefes Durchatmen Stress sofort mindert und dadurch das Wohlbefinden steigert, trägt es letztlich auch zur Behebung von Beziehungsproblemen bei. Versuchen Sie deshalb in schwierigen Situationen, immer erst drei tiefe Atemzüge zu nehmen, bevor Sie etwas sagen oder tun.

Affirmation: »Die Antwort auf alle meine Fragen liegt in meinem offenen Herzen.«

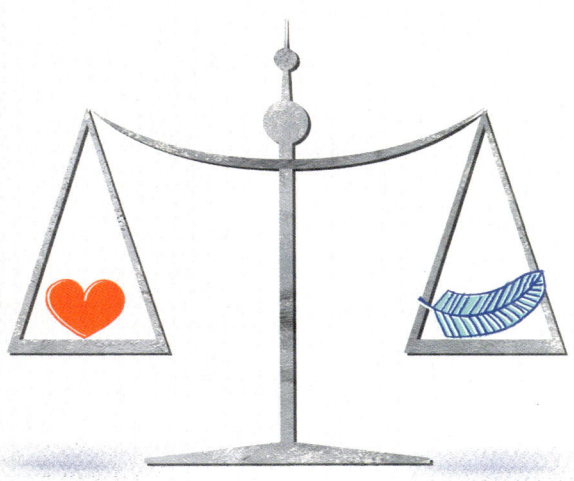

Aktivität: Die Liebe sein
(10 Minuten)

Eine einfache Strategie zur Entwicklung bedingungs-
loser Liebe besteht darin, sich in andere Menschen
hineinzuversetzen. Was würden Sie an deren Stelle
wollen und brauchen? Darüber nachzusinnen bringt
Ihr Herzchakra zum Erblühen. Seine symbolischen
Lotosblütenblätter entfalten sich, damit sie noch mehr
Licht und Liebe empfangen können. Und dies tut
nicht nur dem anderen gut, sondern auf einer tiefen
spirituellen Ebene auch Ihnen selbst.

Hier eine Meditation zur Öffnung Ihrer Herzblüten-
blätter:

- Setzen Sie sich bequem hin und schließen Sie die
  Augen. Atmen Sie dreimal tief durch.

- **Stellen Sie sich vor**: »Ich sitze im Wald an einen
  Baumstamm gelehnt. Während ich mit dem üppigen
  Grün des Laubes eins werde, atme ich diese Farbe
  in meine Lungen und mein Herz. Beim Ausatmen
  nimmt die grüne Luft allen emotionalen Schmerz
  mit sich und übergibt ihn der Erde.

In einem Teich sehe ich jetzt eine perfekte rosa Lotos-knospe und weiß, dass sich viele der Blütenblätter öffnen werden. Jede repräsentiert etwas, das ich jetzt loslassen muss. Ich sehe, wie sie nach und nach aufgehen … Schließlich verbessere ich meine Ausstrahlung mit einem liebevollen Schuss goldenen Lichts, der mich und andere trifft.«

• Beschließen Sie, die Meditation an anderen Tagen fortzusetzen, bis der Lotos sich ganz geöffnet hat, Ihr Herz von alten Traumata befreit und Mitgefühl zu Ihrem Normalzustand geworden ist.

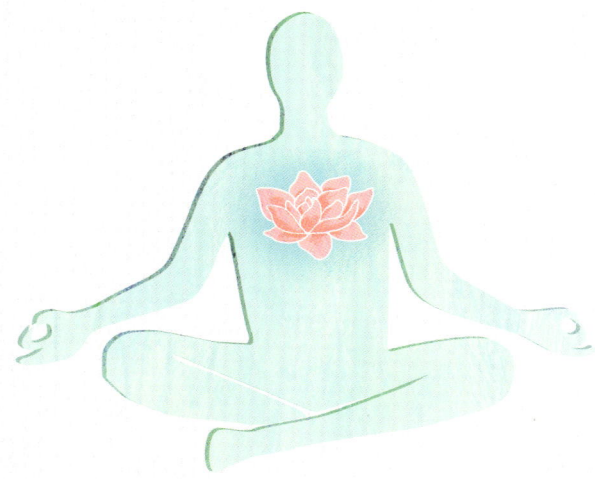

Aktivität: Pendelkraft
(10 Minuten)

Auch wenn es eine Weile dauert, bis Sie beide sich aneinander gewöhnt haben: Irgendwann werden Sie den Zustand Ihrer Chakras anhand eines Pendels überprüfen können. Eines aus Stein sollten Sie zuerst reinigen. Und Sie dürfen ein Kristallpendel auch nie direkt über ein Chakra halten, damit Sie es nicht anregen. Vielmehr halten Sie eine Hand über das Chakra und die andere (die mit dem Pendel) seitlich neben den Körper.

- Um die Reaktionen Ihres Pendels kennenzulernen, stellen Sie ihm zunächst Fragen, auf die die Antwort Ja lautet. Etwa: »Ist heute Dienstag [oder welcher Wochentag eben gerade ist]?« Merken Sie sich die Art, wie es bei Ja schwingt.

- Um herauszufinden, wie Ihr Pendel ein Nein äußert, stellen Sie Scherzfragen, die nicht zu bejahen sind, zum Beispiel: »Bin ich ein Pferd?« Wiederholen Sie die Ja- und Nein-Fragen so lange, bis Sie das Pendel richtig einschätzen können. Irgendwann wird es eine Richtung für Ja gefunden haben und eine für Nein.

- Wenden Sie sich jetzt Ihren Chakras zu. Entspannt, ruhig und jedem Resultat gegenüber offen halten Sie das Pendel über ein Chakra und stellen ihm Fragen

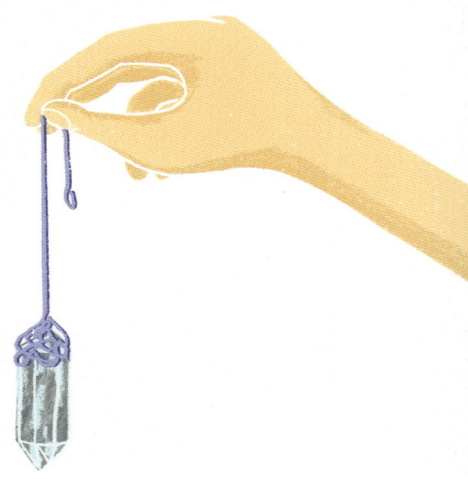

wie: »Ist dieses Chakra überaktiv?« oder »Ist dieses Chakra zu inaktiv?« Notieren und datieren Sie die Antworten.

- Sobald Sie mithilfe des Pendels ein Ungleichgewicht in einem bestimmten Chakra ausgemacht haben, können Sie eine der in diesem Buch beschriebenen Selbstheilungstechniken anwenden. Danach nehmen Sie das Pendel erneut zur Hand und prüfen, ob der Chakraausgleich erfolgreich war. Alternativ können Sie den Rat eines erfahrenen Chakraheilers suchen.

Dankbarkeit entfalten

Stellen Sie sich die folgenden Fragen und notieren Sie sich Ihre Antworten.

- Wie viel Gutes hat mir der heutige Tag gebracht?
- Was habe ich anderen geben können?
- Empfinde ich dafür Dankbarkeit?
- Wann hatte ich womöglich Vorurteile?
- Wie oft habe ich anderen heute ein Lächeln geschenkt?
- Habe ich grimmig geschaut oder jemanden beleidigt?
- Was habe ich heute alles an Geschenken erhalten?
- Und wie viele Geschenke habe ich verteilt?

Im 6. vorchristlichen Jahrhundert sagte der chinesische Philosoph Laozi:

**Ohne sein Haus zu verlassen,
kann man alles Nötige erfahren.**

**Ohne sich selbst zu verlassen,
kann man alle Weisheit erfassen.**

5
Kehlchakra:
Klang

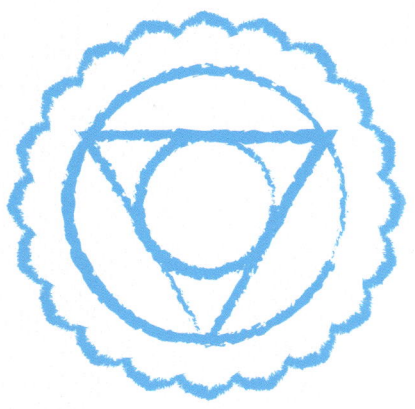

Das Kehlchakra — Vishuddha

Atem, Sound und Harmonie.

- **Traditionelle Bedeutung**: reinigend; die 16 Blüten-
  blätter des Lotos sind mit Sanskritworten beschriftet.
- **Farbe**: schwingt in der Frequenz hell- und
  türkisblauen Lichts.
- **Yantras**: 16-blättriger Lotos, silberner Halbmond
  (Reinheit und heiliger Klang), abwärts zeigendes
  gelbes Dreieck (für Akasha-Energie oder Äther) in
  einem weißen Kreis (Mond und übersinnliche Kräfte)
  sowie ein weißer Elefant, der das Ham-Mantra trägt.
- **Ätherische Öle**: Lavendel oder Kamille zum
  Ausgleich; Rosmarin zur Reinigung.
- **Element**: Äther oder Akasha, also die Essenz des
  unendlichen Raumes, des Himmels oder der
  Atmosphäre.
- **Physische Wirkung**: reinigt den Körper.
- **Psychische Wirkung**: reinigt Geist
  und Psyche.
- **Förderliche Yogaasanas**:
  Paschimottanasana
  (Vorwärtsbeuge),
  Matsyasana (Fisch).

Innerhalb der Aura am Hals befindlich, trägt das Kehlchakra dadurch zu unserem Wohlbefinden bei, dass es
den Körper mit den feinstofflichen Energien der Erd-
atmosphäre und des Himmels versorgt. Den yogischen
Traditionen zufolge handelt es sich dabei um Äther
beziehungsweise Akasha, also um das »verfeinerte«
Luftelement. Die Hauptaufgabe des Kehlchakras, das
eine »Brücke« zwischen höheren und niederen Daseins-
zuständen schlägt, besteht darin, die Elemente Erde,
Wasser, Feuer und Luft auf der höheren Ebene des
Äthers zu neutralisieren und zu reinigen.

Dieses Chakra steht in enger Verbindung nicht nur zum
Atemapparat, sondern auch zu Schild- und Neben-
schilddrüse, die die Körpersysteme ausbalancieren. Ein
Ungleichgewicht kann zu Erschöpfung, Gewichts-,
Schilddrüsen-, Kehl- und Rachenproblemen sowie zu
Hals- und Kopfschmerzen führen.

Ist Ihr Kehlchakra zentriert, stehen Sie in Kontakt
mit den höheren Ebenen des Geistes. Durch (im Yoga
»Pranayama« genannte) Atemübungen, das Chanten
von Gebeten und wiederholtes Intonieren der heiligen
Silben (»Mantras«) wird dieser Prozess traditionell
verstärkt.

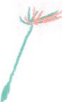

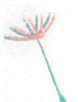

Ausgleich des Kehlchakras

Unter anderem durch »Satya« (Sanskrit für »wahrhaftiges Sprechen und Handeln«), das zweite der yogischen »Yamas« (ethische Gebote), reinigt das Kehlchakra und trägt zur Verbesserung der Meditation sowie zur Erlangung spiritueller Weisheit bei. Achtsamkeit und Wahrhaftigkeit befähigen uns, unsere tiefsten Wünsche anzusprechen; lügen wir uns – oder andere – dagegen an, werden wir verwundbar.

Überschüssige Energie kann hier zu übermäßiger Erregung, zu Arroganz, Dogmatismus und Plapperitis führen.

Ein Energiemangel kann Überängstlichkeit, Inkonsequenz, Unzuverlässigkeit, manipulatives Verhalten und sexuelle Unlust nach sich ziehen.

Wichtige Herausforderungen stellen eine flache Atmung und mangelnde Kommunikationsfähigkeit dar. Atemübungen aus dem Yoga **sorgen für Ausgleich**, zentrieren und helfen uns, (öffentlich) besser zu sprechen, zu singen oder auch beim Spielen eines Musikinstruments. Zu den Geschenken und Segnungen dieses Chakras gehören das Erlernen einer ehrlichen, eindeutigen Kommunikation sowie des Singens als Selbstausdruck.

Für die Arbeit mit dem Klangchakra müssen wir uns auf die subtilen Schwingungsfelder der Natur einstellen, die uns umgibt. Denn der Sound der Natur ist Musik für die Seele.

- Nehmen Sie sich eine Auszeit und setzen Sie sich still hin, Sie müssen dafür nicht mal allein sein. Manche sagen vielleicht, Sie würden tagträumen.

- Schließen Sie die Augen. Lauschen Sie auf die Töne um Sie herum und unterscheiden Sie unharmonische von solchen mit natürlicher Harmonie, die entspannen und stärken. Denn Klänge können nahrhaft sein, aber auch schädlich.

Affirmation: »In meiner Kommunikation bin ich eindeutig, und ich singe voller Leidenschaft.«

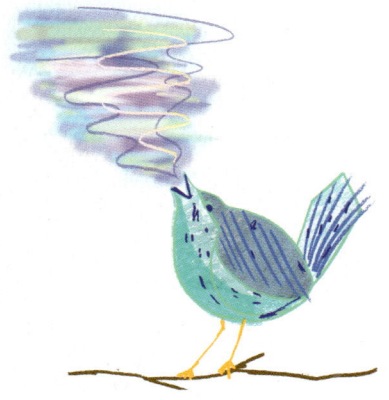

Mantras

Om mani padme hum.
(Oh du Juwel in der Lotosblüte)

Traditionelles tibetisches Mantra

Mantras sind auf den Hinduismus oder Buddhismus zurückgehende wiederholte Beschwörungsformeln und Gebete. Das Rezitieren von Mantras (»Gedanken, die befreien und beschützen«) setzt die Fähigkeit frei, sich noch tiefer zu entspannen und in einen anderen Bewusstseinszustand zu gelangen.

Wie die Klangtherapie zeigt, gehen alle Töne – auch Alltagsgespräche und Naturklänge – mit wohltuenden oder abträglichen Schwingungsfrequenzen einher. Manche sind dabei so hoch oder tief, dass wir sie nicht hören können. Geräusche durchdringen Luft, Wasser sowie Festkörper und erfüllen ein riesiges elektromagnetisches Feld, das Teil des Lebensnetzes ist.

Idealerweise geht das Mantrasingen mit Pranayama-Atemübungen einher oder dient der Zentrierung vor dem Meditieren.

Aktivität: Tönen (10 Minuten)

Im Folgenden finden Sie eine Liste der traditionellen Bija- oder Wurzelmantras, von denen jedes einem bestimmten Chakra zugeordnet wird und die alle leicht zu intonieren sind. Wiederholen Sie das Bijamantra jedes Chakras einige Male. Dann verbinden Sie alle, beginnend mit dem Wurzel- bis hoch zum Kronenchakra und tönen sie anschließend in umgekehrter Reihenfolge.

 Wurzelchakra: Lam (*laam*)

 Sakralchakra: Vam (*vaam*)

 Solarplexuschakra: Ram (*raam*)

 Herzchakra: Yam (*jaam*)

 Kehlchakra: Ham (*haam*)

 Stirnchakra: Ksham (*kschaam*)

 Kronenchakra: Om (*aum*)

Chakraausgleich mit Kristallen

Zum Ausgleichen der durch die Chakras fließenden Lebenskraft können Kristalle und andere Heilsteine verwendet werden. Da manche eine Affinität zu bestimmten Chakras haben, sollten Sie jeweils den Stein wählen, der zu dem Chakra passt, mit dem Sie arbeiten wollen.

Wurzelchakra: Karneol oder Obsidian.

Sakralchakra: Mondstein oder Aquamarin.

Solarplexuschakra: Zitrin oder Bergkristall.

Herzchakra: Rosenquarz oder grüner Aventurin.

Kehlchakra: Türkis oder Chrysokoll.

Stirnchakra: Lapislazuli oder Saphir.

Kronenchakra: Amethyst oder Bergkristall.

Infos über die drei himmlischen Chakras ab Seite 90.

Reinigung und Verwendung der Kristalle

Die Aura Ihres Steins reinigen Sie, indem Sie ihn in frischem Wasser abwaschen und in der Sonne trocknen lassen. Danach können Sie ihn beim Meditieren in der Hand halten oder auf das Chakra (oder in seine Nähe) legen, mit dem Sie arbeiten wollen. Gleichen Sie immer ein Chakra nach dem anderen aus, damit Sie den jeweiligen Effekt spüren und erinnern können.

Auftrieb für alle Chakras

Mit zwei Bergkristallen, die jeweils nur eine Spitze haben, können Sie alle Ihre Chakras auf Trab bringen.

- Legen Sie sich ebenerdig auf den Rücken und platzieren Sie einen großen Bergkristall so auf dem Boden, dass seine Spitze auf Ihren Kopf weist; der andere liegt unterhalb von Ihnen zwischen Ihren Füßen, damit er Ihren gesamten Körper »abdeckt«. Da diese Steine sehr zielgerichtet arbeiten, pushen sie Ihr gesamtes Chakrasystem.

- Sie müssen sich nur entspannen. Mit dem Geistigen zusammen übernehmen die Steine den gesamten Chakraausgleich.

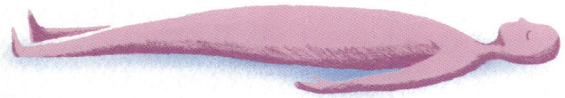

Aktivität: »Om« tönen (10 Minuten)

Jetzt ist es an der Zeit, mit Ihrer Stimme zu experimentieren. Haben Sie keine Angst sich auszudrücken. »Om« zu tönen hilft Ihnen, sich zu entspannen, und lädt Ihre Lungen mit Prana auf. Das tut Ihrem ganzen Körper gut und versetzt Sie in einen Zustand des »Seins« (statt »Tuns«).

- Nachdem Sie sich vergewissert haben, dass Sie nicht gestört werden, stellen oder setzen Sie sich aufrecht hin.

- Werden Sie Ihres inneren Friedens gewahr und atmen Sie tief ein. Beim Ausatmen formen Sie die Töne mithilfe der Mund- und Kiefermuskulatur. »Om« klingt wie »A-U-M«, es sind also drei ineinanderfließende Laute. Fällt Ihnen auf, dass der Ton von hinten in der Kehle bis ganz nach vorn im Mund wandert?

- Intensivieren Sie die Erfahrung, indem Sie das »Om« sechs- oder neunmal wiederholen. (Auch die Wirkung von Meditationen verstärkt sich mit einem gechanteten »Om« am Anfang und zum Schluss der Sitzung.)

- Genießen Sie auch die Stille zwischen den einzelnen »Om«. Und lassen Sie sich genügend Zeit.

6
Stirnchakra:
Einsicht

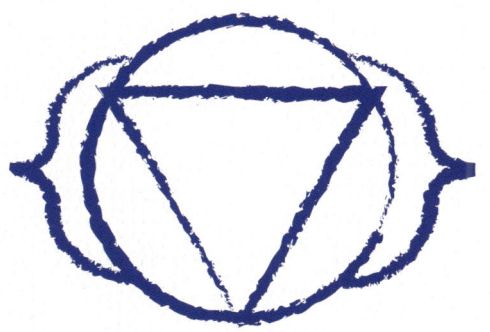

Das Stirnchakra – Ajna

Inneres Sehen, Intuition, Harmonie mit der Natur

- **Traditionelle Bedeutung**: Wissen; die beiden geöffneten Lotosblütenblätter repräsentieren den Ausgleich von Gegensätzen, auch den der rechten und linken Hirnhälfte.

- **Farbe**: schwingt in der Frequenz dunkelblauen Lichts.

- **Yantra**: ein umgekehrtes Dreieck, das für Wirklichkeit, Bewusstsein und Freude steht (»sat«, »chit«, »ananda«).

- **Ätherische Öle**: Weihrauch zum Ausgleich; Indisches Basilikum zur Reinigung.

- **Element**: Äther oder Askasha, also die Essenz des unendlichen Raumes, des Himmels oder der Atmosphäre.

- **Physische Wirkung**: bringt das Hirn ins Gleichgewicht.

- **Psychische Wirkung**: gleicht Ego und höheres Bewusstsein aus.

- **Förderliche Yogaasanas**: Nataraja asana (Tänzer), Garudasana (Adler).

 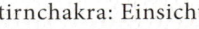

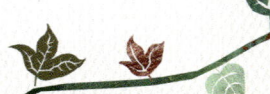

Oberhalb der Brauen in der Aura gelegen, hat das Stirn-(oder auch Einsichts-)Chakra unter anderem die Aufgabe, den Schlaf-Wach-Rhythmus zu regulieren. Dafür leitet es mithilfe der Hirnanhangsdrüse feinstoffliche Energieschwingungen aus dem Äther – beispielsweise solche vom Nachthimmel – in den physischen Körper. Traditionell wird es mit einem Nebenchakra in Verbindung gebracht, das als »Soma« (oder auch »Amrit«: »göttlicher Nektar des Lebens«) bekannt ist, aus dem sich diese Flüssigkeit speisen soll.

Auch als »drittes Auge« bezeichnet, steht das Stirnchakra in enger Verbindung zur Hypophyse, den Augen, Ohren, zur Nase, zu Nervensystem und Gehirn. Mögliche körperliche Störungen sind Kopfschmerzen, Probleme mit Augen und Nebenhöhlen, Schlaflosigkeit und Hormonstörungen. Da zu den Hauptaufgaben dieses Chakras der Ausgleich des Alltagslebens gehört, hilft es ihm, wenn wir gut schlafen, gesund essen, Zeit zum Entspannen, ein erfüllendes Arbeitsleben sowie gute Beziehungen haben. Innerlich verknüpfen wir Einsichten mit Erkenntnissen und entwickeln Freude und Positivität.

Entscheidend ist hier, die übersinnlichen Kräfte nicht zu stark zu aktivieren, da sie sonst manipulativ werden können.

Ausgleich des Stirnchakras

Viele Yogaschulen lehren, dass das Einsichtschakra nur vorsichtig stimuliert und geöffnet werden sollte und auch erst, nachdem die unteren Chakras ausgeglichen wurden, weil sonst eine Desorientierung drohe. Im Stirnchakra treffen Ida und Pingala, zwei feinstoffliche Kanäle der Lebensenergie, aufeinander, um in den zentralen Energiekanal, Sushumna, zu münden. Esoterisch wird dies mit dem Aufsteigen der Kundalini (Seite 28) und der symbolischen sexuellen Vereinigung von Gott und Göttin in Verbindung gebracht.

Aus diesem Chakra heraus erweitert sich unser Bewusstsein, lösen wir uns vom Streben nach Materiellem, Ruhm und oberflächlichem Glück ab und verlieren die Angst vor dem Tod.

Überschüssige Energie kann hier zu religiösem Fanatismus, übertriebenem Stolz, manipulativem Verhalten und Offenheit falschen Ego-Kräften gegenüber führen.

Ein Energiemangel macht überempfindlich, zögerlich und verunmöglicht die Unterscheidung zwischen Ego und höherem Selbst.

Es gibt zahlreiche Möglichkeiten, **Geist und Körper auszugleichen**. Mehr noch, als es bei den anderen Chakras der Fall ist, verhilft die Arbeit mit diesem zu Einsichten und führt zur Manifestation latenter übersinnlicher Kräfte wie Telepathie, Hellhören, Hellsehen und einem Zugang zu früheren Leben. Diese Kräfte müssen natürlich positiv und weise eingesetzt werden, damit man nicht versehentlich ins Ungleichgewicht zurückfällt.

Affirmation: »Mein inneres Auge reflektiert das Licht in mir.«

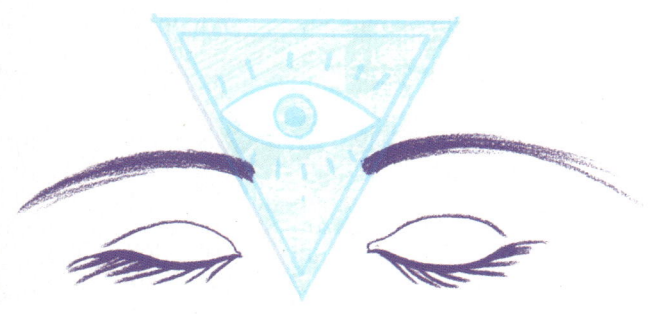

Aktivität: Konzentration auf eine Kerzenflamme (10 Minuten)

Mittels voller Konzentration auf eine Kerzenflamme können Sie Ihr Stirnchakra aktivieren.

- Setzen Sie sich mit gekreuzten Beinen (Sukhasana) hin oder nehmen Sie auf einem Stuhl mit gerader Lehne Platz. Sie können aber auch eine andere Yogastellung einnehmen, zum Beispiel den Lotossitz (Padmasana) oder den halben Lotossitz (Siddhasana).

- Zünden Sie eine Kerze an und stellen sie etwa 40 Zentimeter vor sich auf. Betrachten Sie die Flamme einige Minuten lang in aller Ruhe, ohne zu blinzeln und mit voller Aufmerksamkeit.

- Schließen Sie die Augen und betrachten Sie das Nachbild, das zwischen Ihren Brauen entsteht, bis es verschwunden ist.

- Nun öffnen Sie die Augen erneut und wiederholen den Prozess. Um die Übung abzuschließen, blinzeln Sie ein paarmal.

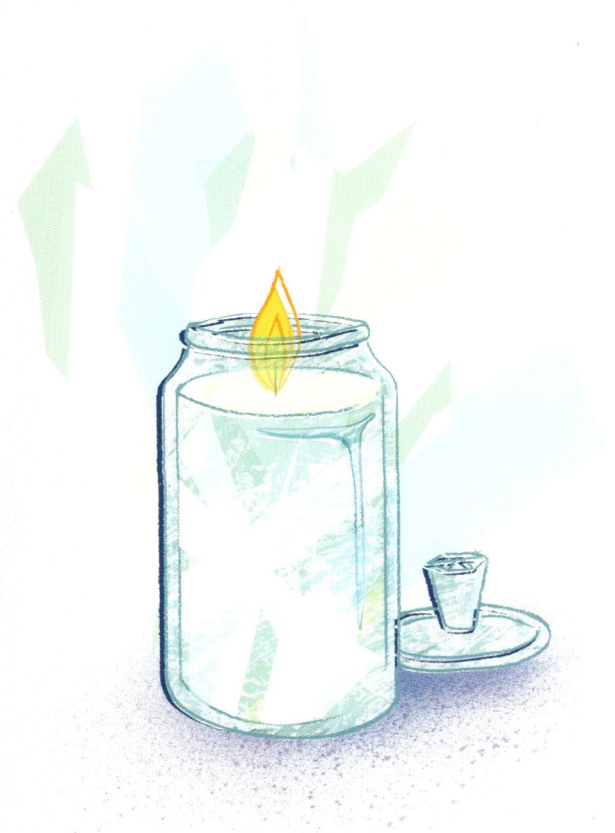

In der Natur

Das Bild vom Netz des Lebens ist Ausdruck der uralten Idee, dass alle Lebensformen miteinander verbunden und voneinander abhängig sind. Wissenschaftlich spricht man heute vom morphogenetischen oder auch einfach nur »Feld«. Von dessen unsichtbarer Energie (zu der auch das Prana gehört) werden wir auf vielfältige Weise umfangen und durchdrungen. Außerdem vermittelt sie unseren Zellen Botschaften. Solche aus einer verschmutzten Umwelt schaden uns. Zugleich beschenkt uns das Netz des Lebens über das Wurzelchakra, den Erdstern und die anderen Chakras mit gesunden Kodierungen, die unsere Körperfunktionen unterstützen.

Aufenthalte in der freien Natur und die Offenheit gegenüber diesem positiven Netz laden Körper, Geist und Seele neu auf; das Prana eines fließenden Gewässers stärkt das Element Wasser im Körper und Sonnenschein das innere Feuer des Stoffwechsels.

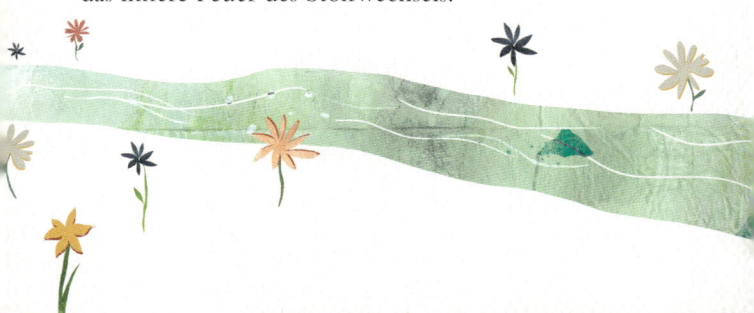

Aktivität: Aufladende Entspannung (10 Minuten)

Mit der folgenden wohltuenden Entspannungstechnik können Sie Ihr Stirnchakra wiederaufladen. Wenn Sie eine körperliche Dysfunktion oder Erkrankung haben, ist es sinnvoll, sie innerlich zu betrachten, da der Körper weiß, wie er sich regenerieren kann. Als Teil der Natur strebt der Zellorganismus stets nach Ausgeglichenheit und sucht immer nach den gesündesten Optionen.

- Legen Sie sich – möglichst im Freien – in der Ruhehaltung (Shavasana) auf den Boden.

- **Stellen Sie sich vor**: »Ich verbinde mich mit dem Netz des Lebens und male mir aus, dass Lichtwellen erst meine Aura durchdringen und dann meine Chakras. Sofort aktivieren lebensspendende Lichtsalven jede meiner Körperzellen. Dies geschieht ständig, wird aber von meinem ›superbewussten‹ Gewahrsein noch verstärkt.«

Aktivität: Wiederaufladen mit Sonnenenergien (5 Minuten)

Diese Aktivität bereitet den Zugang zu den höheren Chakras vor. Idealerweise sitzen Sie mit gekreuzten Beinen (Sukhasana) im Freien. Doch Sie können von dieser Visualisierung auch profitieren, wenn Sie am Schreibtisch sitzen und sich nur eine kurze Auszeit nehmen.

- Machen Sie sanft die Augen zu und spüren Sie, wie Ihr Atem durch die Nase in Ihre Lungen fließt.

- Stellen Sie sich vor: »Ich sehe, wie meine Solarplexusregion von einer Kugel aus strahlend goldenem Sonnenlicht erfüllt wird. Lichtwellen tränken meinen ganzen Körper und energetisieren ihn. Sollte an irgendeiner Stelle etwas nicht ganz in Ordnung sein, lenke ich dieses goldene heilende Licht dorthin.«

- Und jetzt? Wie fühlen Sie sich nach dieser Visualisierung?

7
Kronenchakra: Spirit

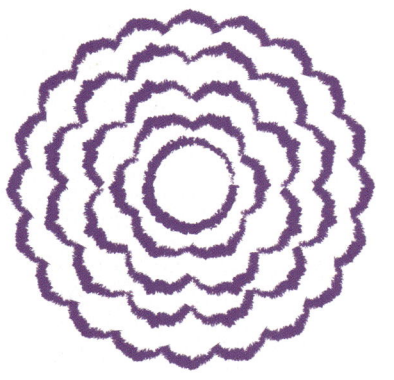

Das Kronenchakra – Sahasrara

Zugang zum Spirit und zu höheren Sphären

- **Traditionelle Bedeutung**: tausendblättriger Lotos; die Blütenblätter symbolisieren das reine Bewusstsein.

- **Farbe**: schwingt in der Frequenz violetten, goldenen und weißen Lichts.

- **Yantras**: tausendblättriger Lotos (göttliches Wissen), aufwärts zeigendes gelbes Dreieck (spirituelle Sonne) mit Mondsichel (transformierte Dualität) und höchstem Bindu (Punkt, der die größte Stille symbolisiert, erzeugt vom Klang des »Om«).

- **Ätherische Öle**: Linde oder Lotos zum Ausgleich spiritueller Energien.

- **Element**: Geist und Seele.

- **Physische Wirkung**: verfeinert Hirn und Nervensystem.

- **Psychische Wirkung**: inneres Verstehen, Erleuchtung.

- **Förderliche Yogaasanas**: Sirasana (Kopfstand) oder einfache Kopf-über-Stellungen.

In der Aura unmittelbar über dem Kopf angesiedelt, ist das Kronenchakra des tausendblättrigen Lotos mit seinen verschiedenen Bedeutungen der eigentliche Bestimmungsort der Kundalini (Seite 28). Sobald die Kundalini dieses Chakra erreicht hat, gehört es nicht länger dem Reich des menschlichen Bewusstseins an, sondern wird rein göttlich – Energie und Bewusstsein vereinen sich, und die Erleuchtung dämmert herauf. Über den Hauptkanal (Sushumna) pulst das Kronen- zusammen mit dem Stirnchakra diese Kräfte abwärts, um uns die Glückseligkeit spüren zu lassen. Allerdings können unsere Lebensfragen und unsere Anpassung an das Gesellschaftliche die Erleuchtung erschweren. Denn ein spirituelles Leben, womöglich gar in extremem Rückzug, ist gar nicht so einfach.

Die mit diesem Chakra verbundenen endokrinen Drüsen, Zirbel- und Hirnanhangsdrüse, sind Hüter des körperlichen Gleichgewichts. Etwaige Beschwerden: Hirnerkrankungen, Hormonstörungen sowie tief verwirrende psychische Probleme. (Letztere haben oft einen karmischen Ursprung.)

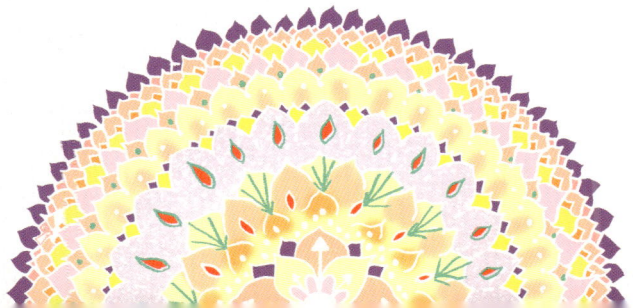

Ausgleich des Kronenchakras

Unser Kronenchakra schwingt in der Frequenz des klaren weißen Lichts des Geistes. Dadurch, dass es den physischen Körper ständig mit feinstofflichen Energien versorgt, trägt es zu unserem Wohlbefinden bei. Würde es diese Schwingungen nicht umwandeln und für uns zugänglich machen, könnten wir sie nicht aufnehmen.

Überschüssige Energie führt hier unter Umständen zu Frust, Migräneanfällen und Unruhe, was auf eine mögliche Überfrachtung dieses Chakras hinweisen kann. Womöglich versuchen wir zu laufen, bevor wir gehen können, oder wollen uns unbedingt übersinnliche Kräfte aneignen. Mitunter öffnet sich dieses spirituelle Chakra auch, bevor man darauf vorbereitet ist. Das kann durch Drogenexperimente oder eine Aufgeschlossenheit für obskure Mächte passieren. Dann dreht sich das Kronenchakra zu schnell, ungeordnet, oder es steht permanent »offen«. In solchen Fällen empfiehlt sich ein umfassender Chakraausgleich durch einen erfahrenen Heiler.

Ein Energiemangel hat Unentschiedenheit und mangelnde Lebensfreude zur Folge.

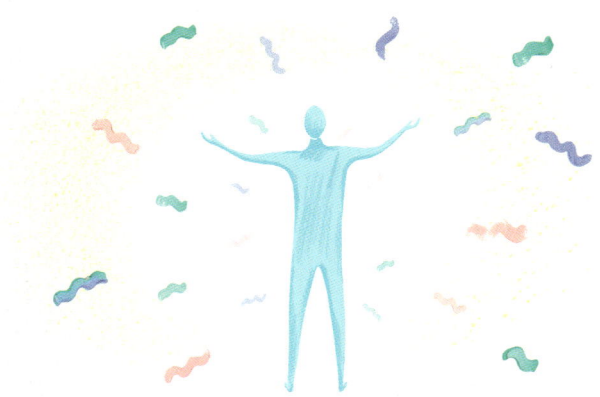

In diesem Buch habe ich eine Menge Instrumente und Methoden zum **Ausgleich** der Chakras vorgestellt. Entscheidend kommt es dabei auf eine positive Einstellung an. Wer ausgeglichen ist, öffnet sich auch im Alltag für die göttliche Strahlung und das Superbewusstsein. Anfänglich befinden Sie sich vielleicht nur kurz in diesem Zustand, erleben einen Ausbruch unbeschreiblicher Glückseligkeit. Doch die vermehrte Achtsamkeit auf dem mitfühlenden »Pfad des Lichts« führt bald auch zu länger währenden Momenten der Ekstase.

Affirmation: »Wann immer ich mich für Güte und Weisheit entscheide, öffne ich mich meinem vollen Potenzial.«

Aktivität: Zum Schutz der feinstofflichen Energien (5 Minuten)

Sobald Sie eine neue Ebene der Chakrawahrnehmung erreichen, müssen Sie Ihr hinzugewonnenes Verständnis verstärken und vor Energieverlusten bewahren. Dafür gibt es verschiedene Möglichkeiten:

- Machen Sie sich klar, dass Ihre Einsichten Ihre persönlichen inneren Wahrheiten darstellen, reden Sie nicht zu viel darüber und legen Sie keinen zu großen Egoismus an den Tag.

- Umgeben Sie Ihre Aura mit einem »Schutzmantel«, indem Sie sich selbst in einen dunkelblauen Samtumhang gehüllt vorstellen.

- Umgeben Sie sich mit einer schützenden Lichtkugel. Dafür müssen Sie sich nur ausmalen, dass Licht aus Ihrer rechten Hand kommt und Ihren ganzen Körper umhüllt. Diesem Lichtschild geben Sie dann die Form einer Kugel oder eines Eis und vergrößern ihn in alle Richtungen auf die Länge Ihrer Arme.

jetzt können keine feinstofflichen Energien mehr durch Lecks in der Aura entweichen. Denn selbst Leute, die anscheinend guten Willens sind, können Ihnen Energie entziehen, was Sie mitunter nur vage spüren. Dann gibt es auch noch solche, die ständig fragen, was Sie denn so treiben, und Sie dabei Ihres spirituellen Goldes berauben – weil sie selbst sich die harte Arbeit sparen wollen. Im Spaß nennt man sie auch »Energievampire«.

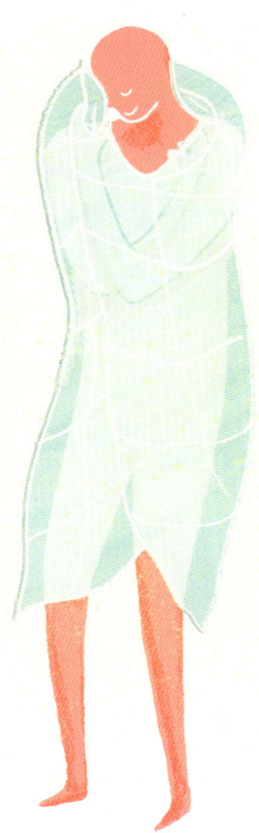

Energie und Prana

Eine Möglichkeit, Ihr Prana (die Lebensenergie) in sich zu steigern und sich mit dem Netz des Lebens zu verbinden, besteht darin, Prana einzuatmen. Zusammen mit dieser Energie weist uns das Erdbewusstsein – geboren aus der Einsicht, dass der Planet ein lebendiges Ganzes darstellt – den Weg in den grenzenlosen Frieden. Dann werden wir uns in Strömen göttlichen Lichts baden können.

Im Folgenden zeige ich Ihnen zwei Möglichkeiten, den Energiefluss in Ihren höheren Chakras sinnlich zu begreifen.

- Steine, Geschenke der Natur, können Ihre physische Schwingungsrate erhöhen. So aktiviert etwa der Coelestin (ein mächtiger hellblauer Kristall) das Kronenchakra und ermöglicht die Wahrnehmung anderer Sphären. Setzen Sie sich meditierend mit ihm hin und schauen Sie, was er Ihnen zeigt.

- Oder aber Sie werden aktiv und stimmen sich durch Musik, Bewegung und Tanz (gegenüberliegende Seite) auf Ihre Chakras ein.

Freier Selbstausdruck im Tanz

Musik ist natürlich immer Geschmackssache. Vielleicht aber bringt Sie ja ein harmonisches, inspirierendes Stück in Versuchung, einmal das Folgende auszuprobieren.

- Spielen Sie »Ihre« Musik. Stellen Sie sich aufrecht und entspannt hin, atmen Sie gleichmäßig.

- Tanzen Sie, geben Sie sich der Musik hin, erleben Sie den Rausch einer Drehung oder ein Innehalten, Bewegung oder Dehnung. Tanzen Sie sich frei, um Ihr inneres Wesen zu erwecken. Machen Sie sich bewusst, dass der Rhythmus der Musik Ihren Körper lockert und Sie immer mehr Raum einnehmen.

- Sobald die Musik aufhört und Ihren Tanz beendet, bekommen Sie vielleicht das Bedürfnis, sich für einen Moment hinzulegen. Achten Sie darauf, wie aufgeladen und ausgeglichen sich Ihre Chakras anfühlen.

Ätherische Pflanzenöle

In den reinen ätherischen Ölen der Aromatherapie verkörpert sich die höchste Schwingung pflanzlicher Energien – sie ist sogar noch stärker als in den Pflanzen und Heilkräutern selbst. Mithilfe ätherischer Öle können Sie sich leicht auf die Lebensenergien der jeweiligen Pflanze einstimmen. Zudem sind diese Öle extrem kompatibel mit dem erweiterten menschlichen Bewusstsein. Doch gerade weil ihre Wirksamkeit so hoch ist, muss man weise mit ihnen umgehen.

Mit Wasser in der Duftlampe verdunstet, tragen ätherische Öle zu einem wohltuend aromatisierten Raumklima bei, und ein paar Tropfen im Badewasser haben eine beruhigende Wirkung. Wählen Sie das zum jeweiligen Chakra passende Öl (Sie finden es immer eingangs der Kapitel in der Liste) und atmen Sie seinen Duft zehn Minuten lang ein. Ziehen Sie die Verwendung als Massageöl vor, müssen Sie es so mit einem neutralen Öl wie Mandel- oder Traubenkernöl verdünnen, dass auf zwei Teelöffel Trägeröl bis zu fünf Tropfen ätherisches Öl kommen.

Da die Wirkung der sich neu aktivierenden Chakras, von denen auf den folgenden Seiten die Rede ist, eher spiritueller als körperlicher Natur ist, spreche ich für sie keine Ölempfehlungen aus.

8
Neu entstehende Chakras

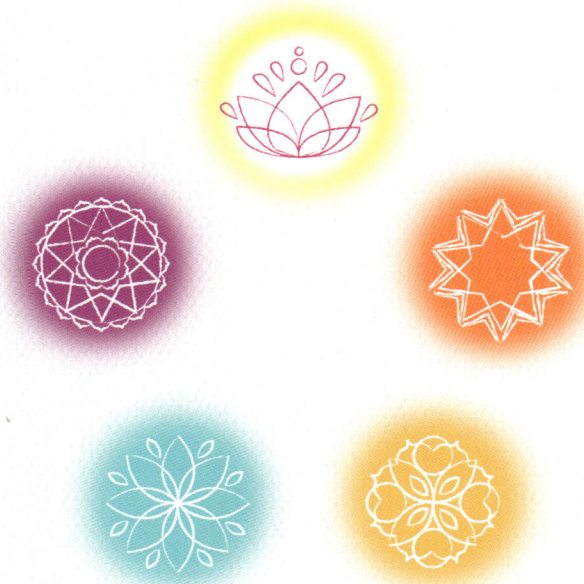

Neues Bewusstsein

Lange haben uns die sieben traditionellen Chakras durchs Leben getragen. Doch in dem Maße, in dem sich das gesamte menschliche Bewusstsein anschickt, folgenreiche Entscheidungen zu treffen – zu einer globalen Familie zusammenzuwachsen oder aber den Weg der Dinosaurier einzuschlagen –, fließen bedeutsame evolutionäre Energien in unser Planetenfeld und zwingen uns zu handeln. Sobald wir (und das muss nicht einmal bewusst geschehen) die Evolution wählen, nehmen wir neu entstehende Chakras »in Betrieb«.

Diese neuen Chakras liegen nicht alle innerhalb der Aura. Eines befindet sich unter den Füßen, ein anderes verstärkt das Sakralchakra, und die drei »himmlischen« Chakras reihen sich senkrecht über dem Kopf auf. Jedes hat ganz eigene Quanteneigenschaften und übermittelt allen anderen multidimensionale Erleuchtungscodes oder empfängt sie von ihnen. Symbolisiert werden sie von Farben, Energien und spirituellen Eigenschaften.

Gegenwärtig ist die Menschheit im Überlebensmodus und verabschiedet sich von alten, auf überkommenen Gedankenmustern und Verhaltensweisen beruhenden Gepflogenheiten. Sukzessive entdecken wir eine neue Seinsweise voller Mitgefühl, Integrität und Aufgeschlos-

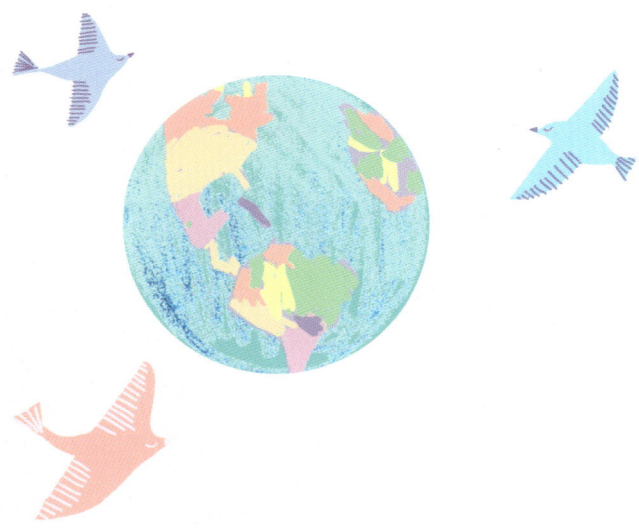

senheit. Und trotz aller Schwierigkeiten aufgrund von
Angst, Stress und Trauer ist es möglich, die ersehnte
innere Ruhe zu finden. Durch bloßes zehnminütiges In-
sich-Gehen – oder die regelmäßige Anwendung einer
der in diesem Buch vorgestellten Techniken – können
Sie selbst die schlimmsten Momente des Tages entschär-
fen. Sie finden Ihren Weg hindurch und werden dabei
stark und geerdet wie ein mächtiger Baum.

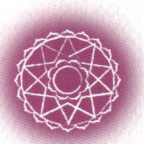

Der Erdstern

Ein neu entstehendes Chakra unterhalb der Füße

- **Farbe**: keine, solange dieses Chakra nicht erweckt ist; danach schwingt es in der Frequenz magentafarbenen Lichts.

- **Kristall**: schwarzer Obsidian zur Erdung der Energien.

- **Energie**: gespeist vom Energiefluss der Erde.

- **Physische Wirkung**: verankert die Chakraenergien tief in der Erde.

- **Psychische Wirkung**: weckt ein tiefgreifendes Umweltbewusstsein.

- **Förderliches Yogaasana**: Shavasana (Ruhehaltung).

Der Erdstern erwacht und ergänzt das Wurzelchakra, von dem aus die feinstofflichen Schwingungen aus den höheren Chakras über die Beine und Füße in den Erdstern geleitet werden. Der Zustrom dieser hoch aufgeladenen Energien führt zur Erweiterung dieses Chakras. Farblos, solange es noch schlummert, erstrahlt es bei seinem Erwachen in herrlich magentafarbenem Licht – wie ein Stern unter unseren Füßen. Von da an verwurzelt uns der Erdstern tief in unserem natürlichen Umfeld und lädt jeden Ort, den wir betreten, mit spirituellem Licht auf.

Auf diese Weise wird der Erdstern zu einem enorm wichtigen Chakra in der heutigen Zeit, in der die Erde stark auf unser positives Handeln angewiesen ist. In dem Maße, in dem sich unser ökologisches Bewusstsein vertieft, drängt es uns, Veränderungen einzuleiten. Indem wir neue Antworten finden und hochfrequente »Botschaften« in unserem unmittelbaren Umfeld verankern, beeinflussen wir auch das große Ganze positiv.

Waldbaden:

Stellen Sie sich vor, dass der Erdstern unter Ihren Füßen Sie bei jedem Schritt begleitet. Oder tauchen Sie auf japanische Weise mit allen Sinnen in die Natur ein. Beim Shinrin-Yoku, dem »Waldbaden«, gehen Sie in den Wald, um sich dort zu entspannen, Achtsamkeit zu üben oder zu meditieren, während Sie tief atmend die Elemente der Natur und das Wesen der Bäume in sich aufnehmen.

Affirmation: »Ich öffne mich für alle Mysterien des Lebens.«

Das Nabelchakra

Die Wurzel der Lebenskraft.

- **Farbe**: schwingt in der Frequenz von Gelb- und Orangetönen.

- **Kristall**: Karneol zum Ausgleich.

- **Energie**: Wurzel und Ursprung der Lebenskraft Qi (siehe unten).

- **Physische Wirkung**: verteilt das Qi über den ganzen Körper.

- **Psychische Wirkung**: hilft, Ängste zu überwinden.

- **Förderliche Yogaasanas**: Salabhasana (Heuschrecke), Uddiyana Bandha (Reise des Bauchs nach oben).

Das auch Harachakra genannte Nabelchakra entwickelt sich ebenfalls neu, und zwar kurz oberhalb des Sakralchakras in der Aura. Es verbindet uns mit der Weisheit des Ostens und wird bei Menschen aktiv, die die asiatischen Kampfkünste und Energietechniken pflegen. In der östlichen Medizin gilt das Hara als Wurzel der Lebensenergie, als dynamischer Bestandteil des Energiemeridiansystems, in dem das Qi zirkuliert, die vitale Lebensenergie. Bei diesem Verständnis von

Medizin geht ein stabiles Hara mit robuster Gesundheit einher.

Im Yoga wird gelehrt, dass alle Energiekanäle (Nadis) ihren Ursprung im Nabel als Quelle des Lebens haben. Solange Sie nicht an Ihren Ängsten, Leidenschaften und Vergnügungstendenzen gearbeitet haben und nicht geerdet sind (Aspekte des Sakral- und des Wurzelchakras), ist es schwer, das Nabelchakra zu erwecken.

Beim Reiki stellen Nabel-, Herz- und Kronenchakra die symbolischen drei Diamanten der Meisterschaft dar. Entscheidende Lebensfragen: Lohnt es, für sinnlose Unterfangen Energie zu verschwenden? Was ist ein weiser Umgang mit feinstofflichen Energien?

Fokussieren Sie sich und stellen Sie sich die Frage:

Ist mein Hara aktiv, meine Körpermitte stark, arbeiten meine Muskeln optimal und sind meine Körpersysteme widerstandsfähig?

Affirmation: »Ich begreife, dass alles Energie ist.«

Das Kausalchakra

Das erste der himmlischen Chakras.

- **Farbe**: schwingt in der Frequenz türkisen Lichts.

- **Kristall**: Bergkristall oder Herkimer Diamant zum besseren Gewahrwerden dieses Chakras.

- **Energie**: Energieaustausch mit dem leitenden höheren Bewusstsein.

- **Physische Wirkung**: regt den Körper an, sich zu bewegen.

- **Psychische Wirkung**: channelt Führung.

- **Förderliches Yogaasana**: Tadasana (Berghaltung).

Ich beginne die Erläuterung der drei himmlischen Chakras mit dem Energiewirbel des Kausalchakras, unserer Verbindung mit dem Sonnensystem. Es liegt etwa zehn Zentimeter oberhalb des Kronenchakras. Die himmlischen Chakras sind von Natur aus transpersonal, und auch das Kausalchakra gehört nicht dem Körper an; beim Meditieren oder wenn wir ganz zur Ruhe kommen, vermittelt es uns trotzdem wichtige innere Führung. Dieses Chakra verschafft uns bedeutsame Erfahrungen (anders gesagt: es steuert sie), was jedoch nur im egofreien Raum und im Einklang mit unseren höchsten Bestrebungen möglich wird. Über das Kausalchakra können wir uns unserer »Seelengruppe« bewusst werden, deren Angehörige sich teilweise in anderen Dimensionen aufhalten können. Was das gegenwärtige Leben betrifft, so ist dieses Chakra eng mit der Anhäufung irdischen Karmas verbunden – mit dem seelischen Gepäck, das mit uns herumzuschleppen oder aber auch abzulegen wir beschlossen haben. Ist das Kausalchakra aktiv, schreiten wir als evolutionäre Pioniere eines neuen Bewusstseins voran, frei von irdischem Schmerz und Leiden.

Zur Verwendung von Kristallen für das Kausalchakra

- Reinigen Sie Ihre Steine zuerst.

- Setzen Sie sich mit gekreuzten Beinen hin (Sukhsana).

- Halten Sie den gewählten Stein in der Hand, während Sie in einen intensiven meditativen Zustand eintreten.

- Zum Ausgleich des Kausalchakras empfehlen sich Mondstein oder Coelestin. Zu seiner Heilung legen Sie sich auf den Rücken und positionieren einen Kyanit so, dass er auf Ihre Schädeldecke zeigt.

Affirmation: »Ich lasse alles los, was nicht mehr gebraucht wird, und weiß meine Einsichten zu schätzen.«

Der Seelenstern

Das zweite himmlische Chakra.

- **Farbe**: schwingt in der Frequenz pfirsichfarbenen Lichts.
- **Kristalle**: rosa Petalit oder Opal zur Erhöhung des Gewahrseins dieses Chakras.
- **Energie**: auf Heilung von Mensch und Planet gerichtet.
- **Physische Wirkung**: regt die DNA-Codes und ihre Funktionen an.
- **Psychische Wirkung**: öffnet uns für das spirituelle und transzendentale Bewusstsein.
- **Förderliche Yogaübungen**: Surya Kumbhaka (abwechselnd durchs rechte und linke Nasenloch atmen) und normales Meditieren.

Der Energiewirbel des Seelensterns liegt etwa 15 Zentimeter über dem Kronenchakra. Es verbindet sich mit der Milchstraße, die in einem Energieaustausch mit erwachten Menschen steht. Manche verfügen über das Talent zu heilen und göttliche Energien zu channeln, die ihren Ursprung jenseits unserer Welt haben; sie stehen im Einklang mit dem Seelenstern. Da alle höheren Chakras gut auf Steine ansprechen, verwenden Heiler gern rosa Petalit oder einen Massagestab aus Selenit, um die Lichtfrequenzen zu erhöhen.

Obwohl der Seelenstern mit keinem bestimmten Körpersystem verbunden ist, kann er mithilfe bislang noch nicht identifizierter, mehrdimensional arbeitender Quantenenergien zur Stimulation der DNA-Lebenscodes beitragen.

Was das Wichtigste ist: Unmittelbar nach dem Tod des Körpers wird dieses Chakra zur Heimstatt der Seele. Für diesen Prozess der Loslösung von der Erde kann ein gut ausgebildeter Heiler hilfreich sein, der die Seele auf ihrem Weg begleitet.

Aktivierung des Seelensterns

- Nehmen Sie eine einfache Sitzposition mit gekreuzten Beinen (Sukhasana) oder den Lotossitz (Padmasana) ein.

- Konzentrieren Sie sich auf die Aktivierung des Seelensterns, was während einer intensiven Innenschau oder achtsamen Meditation möglich wird, sobald sich die sieben traditionellen Chakras in Harmonie befinden.

Affirmation: »Meine Lebensreise ist erst der Anfang.«

Das Sternentor

Das dritte himmlische Chakra.

- **Farbe**: schwingt in der Frequenz klaren oder weißen Lichts.

- **Kristall**: grüner Moldavit zur Erhöhung des Gewahrseins dieses Chakras.

- **Energie**: unsere wichtigste Verbindung mit anderen Sphären.

- **Physische Wirkung**: beruhigt beim Meditieren.

- **Psychische Wirkung**: bringt das Quantenbewusst-sein hervor (siehe gegenüberliegende Seite).

- **Förderliche Yogaübung**: regelmäßiges langes Meditieren.

Das Sternentor stellt unsere Verbindung mit dem Universum und mit anderen Seinssphären dar, in die wir nach dem Tod eintreten. Es ist mehrdimensional, holografisch, interstellar und zeitlos. Zusammen mit den beiden anderen himmlischen Chakras unterstützt es angesichts der gegenwärtigen beispiellosen Veränderungen auf der Erde die Evolution der ganzen Menschheit in Richtung auf das Zarte, Positive hin.

Im Leben liegt dieser Energiewirbel etwa 30 Zentimeter oberhalb des Kronenchakras, doch kann sich seine Position, wie auch die der anderen himmlischen Chakras, so verändern, dass er sich schließlich im größeren Energiefeld des Lichts außerhalb des Körpers befindet. Steht das Sternentor in Übereinstimmung mit den höheren Intentionen der anderen Chakras (und verlangt es der Seelenweg des betreffenden Menschen), bringt es das Quantenbewusstsein hervor – jenes Gewahrsein, das uns gleichzeitig nach innen führt und über unser normales Verständnis hinaus. Die Geschenke, die uns dieses Chakra macht, lassen sich mithilfe von Innenschau und Meditation begreifen.

Die Öffnung des Sternentors

- Setzen Sie sich ruhig hin und atmen Sie tief ein und aus.

- Halten Sie beim Meditieren einen Moldavit in der Hand; dieser klare grüne Kristall extraterrestrischen Ursprungs hilft, das Sternentor zu aktivieren und seine Öffnung vorzubereiten. Spüren Sie, wie dieses Chakra Ihre Entscheidungen verfeinert und Sie Herausforderungen liebevoll annehmen lässt.

Affirmation: »Ich strebe nach Gleichgewicht und Wohlbefinden und weiß, dass das Ende meiner Reise jenseits der Sterne liegt.«

Dank

Für Michael, den Träumer, die Muse
meines Lebens.
Überaus dankbar bin ich den Wundern
der Natur, die mich stützen und es
mir ermöglichen, mit den Energien
des Universums in Kontakt zu kommen; meinen weisen Lehrer(inne)n, vor
allem meiner ersten Yogalehrerin Barbara
Griggs, die mir »die Augen öffnete«;
meinem esoterischen Lehrer, der
namentlich nicht erwähnt werden
möchte; Theo Gimbel, dem inspirie-
renden Farb- und Lichtheiler; den Bü-
chern des Philosophen, Evolutionstheo-
retikers und Visionärs Dr. Ervin Laszlo;
den Maya-Ältesten Hunbatz Men und
»Tata« Don Alejandro Cirilo Perez Oxlaj,
die in Mittelamerika, der magischen Hei-
mat der Mayavölker, ihre Zeremonien und
uralten Sternenweisheiten mit mir teilten.
Ein sehr herzlicher Dank gilt auch den
brillanten Mitarbeiter(inne)n in Redaktion, Herstellung und Grafik bei Gaia
und der Octopus Publishing Group, die
diesem hübschen Buch (im englischen
Original) auf den Weg halfen.